U0350037

国家古籍出版

专项经费资助项目

100种珍本古医籍校注集成

金匮方论衍义

元·赵以德　著

刘恩顺　王玉兴　王洪武　校注

中医古籍出版社

图书在版编目（CIP）数据

金匮方论衍义/（元）赵以德原著；刘恩顺等校注. - 北京：中医古籍出版社，2012.6

（100种珍本古医籍校注集成）

ISBN 978 - 7 - 80174 - 799 - 0

Ⅰ. ①金…　Ⅱ. ①赵…②刘…　Ⅲ. ①金匮要略方论 - 注释

Ⅳ. ①R222.32

中国版本图书馆 CIP 数据核字（2009）第 240905 号

100 种珍本古医籍校注集成

金匮方论衍义

元·赵以德　著

刘恩顺　王玉兴　王洪武　校注

责任编辑　郑　蓉

封面设计　陈　娟

出版发行　中医古籍出版社

社　　址　北京东直门内南小街 16 号（100700）

印　　刷　北京金信诺印刷有限公司

开　　本　850mm×1168mm　1/32

印　　张　8

字　　数　140 千字

版　　次　2012 年 6 月第 1 版　2012 年 6 月第 1 次印刷

印　　数　0001～3000 册

书　　号　ISBN 978 - 7 - 80174 - 799 - 0

定　　价　16.00 元

《100种珍本古医籍校注集成》专家委员会

《100种珍本古医籍校注集成》编委会

名誉主编　房书亭

主　　编　刘从明

副 主 编　郑　蓉　杜杰慧　郝恩恩

编　　委　（按姓氏笔画为序）

序　一

　　中医药是中华民族的瑰宝，在我国各族人民长期的生产生活实践和与疾病作斗争中逐步形成并不断丰富发展，为中华民族的繁衍昌盛做出了重要贡献。作为中国特色医药卫生体系的重要组成部分，至今仍在维护人民健康中发挥着独特作用。中医药天地一体、天人合一、天地人和、和而不同的思想基础，整体观、系统论、辨证论治的指导原则，以人为本、大医精诚的核心价值，不仅贯穿于中医药对生命、健康和疾病的认知理论和防病治病、养生康复的临床实践，而且深刻地体现了中华民族的认知方式、价值取向和审美情趣，具有超前性和先进性。随着健康观念变化和医学模式转变，中医药越来越显示出其宝贵价值、独特优势和旺盛的生命力。

　　中医药古籍作为保存和传播中医药宝贵遗产的知识载体，记载了几千年来医药学家防病治病的临床经验、方药研究成果和医学理论体系，是不可再生的珍贵资源，是中医药学继承、发展、创新的源泉，具有重要的历史、文化和科学价值。但是由于种种原因，中医药古籍的保护、整理与利用状况令人担忧。这些珍贵的典籍有的流失海外，国内已不存；有的尘封闭锁，不为人所知所用；有的由于多年的自然侵蚀和保管条件缺乏而面临绝本的危险。抢救和保护好这些珍贵的历史文化遗产已刻不容缓。

1

国家十分重视中医药古籍的保护、整理和利用。《国务院关于扶持和促进中医药事业发展的若干意见》明确指出，要做好中医药继承工作，开展中医药古籍普查登记，建立综合信息数据库和珍贵古籍名录，加强整理、出版、研究和利用，为做好中医药古籍保护、整理和利用工作指明了方向。近年来，国家中医药管理局系统组织开展了中医药古籍文献整理研究。中国中医科学院在抢救珍贵的中医药孤本、善本古籍方面开展了大量工作，中医古籍出版社先后影印出版了大型系列古籍丛书、珍本医书、经典名著等，在中医古籍整理研究及出版方面积累了丰富的经验。此次，中医古籍出版社确立"100种珍本古医籍整理出版"项目，组织全国权威的中医药文献专家，成立专门的选编工作委员会，多方面充分论证，重点筛选出学术价值、文献价值、版本价值较高的100种亟待抢救的濒危版本进行校勘整理和出版，对于保护中医药古籍，传承祖先医学财富，更好地为中医药临床、科研、教学服务，弘扬中医药文化都具有十分重要的意义。衷心希望中国中医科学院、中医古籍出版社以整理研究高水平、出版质量高标准的要求把这套中医药古籍整理出版好，使之发挥应有的作用。也衷心希望有更多的专家学者能参与到中医药古籍的保护、整理和利用工作中来，共同为推进中医药继承与创新而努力。

中华人民共和国卫生部副部长
国家中医药管理局局长　王国强
中华中医药学会会长

2010年1月6日

序　二

　　中医药学以临床疗效为基础，在累代实践、认识的观察链条中凝结着珍贵的生命科学知识。这些知识记载在中医药古籍文献中，如震惊世界科技界并获 1992 年中国十大科技成就奖之一的青蒿素就是受距今 1600 多年前晋代医家葛洪《肘后备急方》中记载启示研制成功的。因此可以说，中医药学的创新离不开古医籍文献。换句话说，中医药古籍文献是中医药学发展的源头活水。要想很好地发掘利用中医古文献，其前提就是对其进行整理研究。然而，大量古医籍未得到应有的整理和出版，中医古籍中蕴藏的丰富知识财富未得到充分的研究与利用，极大地影响了中医学的继承发展以及特色优势的保持与发挥。为使珍贵中医典籍保存下来，并以广流传，服务于中医临床、科研及教学，中医古籍的整理、研究及出版具有非常意义。

　　《国务院关于扶持和促进中医药事业发展的若干意见》指出，中医药（民族医药）是我国各族人民在几千年生产生活实践和与疾病作斗争中逐步形成并不断丰富发展的医学科学，为中华民族繁衍昌盛做出了重要贡献，对世界文明进步产生了积极影响。新中国成立特别是改革开放以来，党中央、国务院高度重视中医药工作，中医药事业取得了显著成就。但也要清醒地看到，当前中医药事业发展还面临不少问题，不能适应人民群众日益增长的健康需求。意见明确提出："做好中医药继承工作。开展中医药古籍普查登记，建立综合信息数据库和珍贵古籍名录，加强整理、出版、研究和利用。"

中医古籍出版社承担的"100种珍本古医籍整理出版项目"，是集信息收集、文献调查、鉴别研究、编辑出版等多方面工作为一体的系统工程，是中医药继承工作的具体实施。其主要内容是经全国权威的中医文献研究专家充分论证，重点筛选出学术价值、文献价值、版本价值较高的100种亟待抢救的濒危版本、珍稀版本中医古籍以及中医古籍中未经近现代整理排印的有价值的，或者有过流传但未经整理或现在已难以买到的本子，进行研究整理，编成中医古籍丛书或集成，进而出版，使古籍既得到保护、保存，又使其发挥作用。该项目可实现3项功能，即抢救濒危中医古籍，实现文献价值；挖掘中医古籍中的沉寂信息，盘活中医药文献资料，并使其展现时代风貌，实现学术价值；最充分地发挥中医药古代文献中所蕴含的能量，为中医临床、科研及教学服务，实现实用价值。

当前，中医药事业正处在战略发展机遇期，愿"100种珍本古医籍整理出版项目"顺利进行，为推动中医药事业持续健康发展、弘扬中华文化作出应有的贡献。

中国中医科学院首席研究员 曹洪欣

2011年3月6日

4

校注说明

　　本书是《金匮要略》的早期全注本。3卷。元·赵以德撰。撰年不详。清·周扬俊评介赵氏注本"理明学博，意周虑审"。后世研究《金匮要略》的注家，对赵氏见解颇多留意。原编删去宋臣林亿等校正本25篇中最后三篇。《金匮方论衍义》撰成之后未曾梓行，仅有少量抄本。此书不但注重对《金匮》脉象的阐释和发挥，而且还从疾病辨证角度，强调病因与体质因素对病证的影响。对方论的阐发也很精辟独到。由于是注释《金匮要略》第一家，故对后世《金匮要略》的注释产生了重要影响。

　　本次校注以中国中医科学院图书馆藏《金匮方论衍义》三卷（清同治十二年癸酉旧抄本）为底本，以康熙二十六年丁思孔初刻本（简称康本）和康熙三十六年初刊、道光十二年重刊《金匮玉函经二注》为主校本，以明·赵开美《仲景全书·金匮要略方论》（简称《金匮》）为参校本，并以《素问》、《灵枢》、《注解伤寒论》、《伤寒明理论》等为旁校本。对于底本原则上不删节、不改动，将原来竖排版改为现代横排版式，加现代标点。繁体字一律改为规范简化字；异体字改为通行规范字；古今字、通借字一律不改动，在首见处出注说明；避讳字原则上不改动，如特别需要恢复本字者，出注说明。

　　本次整理以对校为主，如系底本讹误，出校说明，可校可不校者不出校；若读不通的字、词、句采用对校不能解决的，则采用本校、他校、理校，但凡改动某字，必出校语以说明之。侧重于字词的校注，对书中医理一般不作注释。凡难字、僻字、易于误解的异读字，均加注释并注音，注音采用汉字拼音加直音法；凡有歧义、僻义、费解之词，原则上加注；凡书名、人名、地名，一般不作注释。所出之注，按序号列于该页正文之下，以便于对照阅读。

校注者

目　　录

脏腑经络先后病脉证第一

论十三条　方一首　脉证二条

问曰：上工治未病，何也？师曰：夫治未病者，见肝之病，知肝传脾，当先实脾。四季脾王不受邪，即勿补之。中工不晓相传，见肝之病，不解实脾，惟治肝也。夫肝之病，补用酸，助用焦苦，益用甘味之药调之；酸入肝，焦苦入心，甘入脾。脾能伤肾，肾气微弱，则水不行；水不行，则心火气盛；心火气盛，则伤肺；肺被伤，则金气不行；金气不行，则肝气盛，则肝自愈。此治肝补脾之要妙也。肝虚则用此法，实则不在用之。经曰：虚虚实实，补不足，损有余，是其义也。余脏准此。

经谓五脏相传者，必是脏气因邪并之。邪正相合，发动则有余，故得传于不胜也。今乃云肝虚之证，知其传脾。然肝虚必弱，弱则必为所胜者克，奚能传于不胜也？《脏气法时论》曰：肝欲补，急食辛以补之；欲泻，以酸泻之。今云肝虚之病，补用酸，又奚为与《内经》

1

相反也？试尝思之，《金匮》首篇之所叙者，由人禀五行、气味以成形，形成则声色渐著。于是，四者日行变化于身形之中，未尝斯须离也。故列于篇首，以为治病之规范。此条特明于味者耳。夫阴阳者，在天为风、寒、湿、热、燥、火之气，在地成水、火、金、土、木之形，在物化辛、酸、咸、苦、甘之味。是故人之五脏从五行生数，配其奇偶，互成体用。天一生水，在体为精，在气为寒；地二生火，在体为神，在气为热。精与神配，寒与热配，二者形之始著，自合一奇偶也。天三生木，在体为魂，在气为风；地四生金，在体为魄，在气为燥。魂与魄合，风与燥配，居形生成之中，亦合奇偶。然生物者气也，成之者味也。以奇生则成而偶，以偶生则成而奇。寒之气坚，故其味可用咸以软；热之气软，故其味可用苦以坚；风之气散，故其味可用酸以收；燥之气收，故其味可用辛以散。土兼四时，行无定位，无专性，阴阳卫气之所生，故其味甘以缓。《洪范》亦曰：稼穑作甘。味之成者，为体；气之成者，为用，有诸体而形诸用。故肝木者，必收之而后可散，非收则体不立，非散则用不行，遂致体用之偏之气皆足以传于不胜也。偏于体不足者，必补酸以收之；偏于用不足者，必补辛以散之。故补体者，必泻其用；补用者，即泻其体。因知《内经》云辛补，为其用也；仲景云酸补，为其体也。然仲景之言，亦出《内经》。《内经》谓：风生木，木生酸，酸生肝。岂非酸乃肝之本味？以本味补本体，不待言而可知。故正言时论补泻其用之行变化者，亦不可以为仲景相反也。又云弱水壮火，使金气不行，则肝气自愈者；水乃木之母，火乃木之子，此即母能令子虚，子能令母实之义，由子克退鬼贼故也。然不止一法，又有所谓虚则补其母，实则泻其子。二者之法，常对待而立，为五行逆顺而设。逆行则相胜，顺行则相生。治相胜者，则当弱水旺火；治相生者，则当益水泻火。水能生木，于木虚者便当补水，水盛则木得受其所生矣；于木实者便当泻火，火退则金气来制而木平矣。仲景谓肝虚用此，实则不用者，意则在是。观夫《内经》治胜复之气于既复之后，两气皆虚，必补养安全而平定之，使余之气自归其所属，少之气自安其所居；初胜之际，其气为实，则泻其有余。由是以言，仲景此条之意，又未必不似于斯也。

夫人秉五常，因风气而生长，风气虽能生万物，亦能害万物。如水能浮舟，亦能覆舟。若五脏元真通畅，人即安和，客气邪风，中人多死。千般疢难，不越三条：一者，经络受邪，入脏腑，为内所因也；二者，四肢九窍，血脉相传，壅塞不通，为外皮肤所中也；三者，房室、金刃、虫兽所伤，以此详之，病由都尽。若人能养慎，不令邪风干忤经络，适中经络，未流传脏腑，即医治之。四肢才觉重滞，即导引、吐纳、针灸、膏摩，勿令九窍闭塞。更能无犯王法，禽兽灾伤，房室勿令竭乏，服食节其冷、热、苦、酸、辛、甘，不遗形体有衰，病则无由入其腠理。腠者，是三焦通会元真之处，为血气所注；理者，是皮肤，脏腑之文理也。

此条举生身之气而言。所谓五常者，五行经常之气也，上应列宿。在地成象，名曰刚柔，金、木、水、火、土也；在天无质，名曰阴阳，风、寒、湿、热、燥、火也。人在气交中，秉地之刚柔以成五脏百骸之形；秉天之阴阳以成六经之气。形气合一，神机发用，驾行谷气，出入内外，同乎天度，升降浮沉，应夫四时，主宰于身形之中者，谓之元真。其外感者，皆客气也。主客之气，各有正、不正，主气正则不受邪，不正则邪乘之；客气正则助其生长，不正则害之。主气不正者，由七情动中，服食不节，房欲过度，金刃虫兽，伤其气血，尽足以虚之；客气之不正者，由气运兴衰，八风不常，尽足以虚之。客气伤人，或谓风、寒、湿、热、燥、火，俱有德、化、政、令行于时，和则化，乖则变，变则眚，岂独风能生、能害于物哉？今仲景止言风而不及五气，何也？曰：阴阳在天地间，有是气，则有是理；人秉是气，即以为命；受是理，即以为性。若仁者，乃风木之理，风木乃仁之气。先儒且言：仁者，天地生物之心，兼统五常之性。其风木者，亦天地生物号令之首，必兼统五常之气，五气莫不待其鼓动以行变化。故《内经》曰：之化之变，风之来也。大抵医之独言风，犹儒之专言仁也。

4

《内经》又曰：八风发邪，以为经风，触五脏。《灵枢》曰：虚邪不能独伤人，必因身形之虚，而后客之。又云：风寒伤人，自孙络传入经脉、肌肉、筋骨，内伤五脏。仲景所谓人能养慎，不令邪中，为内外所因者，盖取诸此，以分表里者也，非后世分三因之内外也。语同而理异。三因之内因，由七情房室，虚其元真，以致经络脏腑之气自相克伐者也。

问曰：病人有气色见于面部，愿闻其说。师曰：鼻头色青，腹中痛，苦冷者死一云：腹中冷，若痛者死；鼻头色微黑者，有水气；色黄者，胸上有寒；色白者，亡血也。设微赤非时者死。其目正圆者，痉，不治。又色青为痛，色黑为劳，色赤为风，色黄者便难，色鲜明者，有留饮。

青者，肝之色。肝苦急，急则痛，苦冷者，是厥阴挟其肾水为寒，寒极则阳亡，阳亡则死；微黑者，肾之色也。肾属水，水停则色微黑而不焆，若焆者，是水胜火而血死；黄者，脾之色。脾主土，输谷气于上焦，以化荣卫。今胸中有寒，谷气不化，郁为胃热，显出其黄色，黄为中焦蓄热。今不谓中焦热而为胸中有寒者，乃指其致病之本而言也；白者，肺之色。肺主上焦，以行荣卫，荣之色充则面华，不充则面白，知其亡血也；赤为火色，若非火令之时加于白色之上，是火重来克金也，故死。目通于肝，眼皮属之脾，其肺金不能制木，风木

5

得以自盛，反胜脾肺，是故风急则眼皮敛涩，目为之正圆，甚则筋强肉重而成痉。痉由木贼土败，故亦不治。虽然，色不可一例取，则又云青为痛者，与上文义同；黑为劳者，房劳也，入房太甚，竭精无度，情火炽而肾水乏，则又与水气之黑异矣。此属之火也，火之色虽赤，然是火发于肾水之中，故不赤而反黑，其黑必枯燥，不似水气之黑，黑而光泽者也；赤为风者，由热生风，子令母实故也；黄为便难者，以中焦热燥其液，肠胃不润，是以便难。然是黄色必枯而不泽，所以又谓若鲜明者为留饮，留饮以津液不行，滞其谷气，化热致黄也。虽然，同此论已①，及考夫《内经》，其五色又有从观于面，察于目，谓面黄目黄，面黄目赤，面黄目白，面黄目黑，皆不死。面青目赤，面赤目白，面青目黑，面黑目白，面赤目青，则皆死。又谓：青如翠羽、赤如鸡冠、黄如蟹腹、白如豕膏、黑如乌羽者，是生色也；青如草兹、赤如衃血、黄如枳实、黑如炲煤、白如枯骨，是死色也。又有从五脏分部颜颊鼻颐者，如《刺热篇》论②赤色是也。由是推之，五脏善恶之色，更必有随其气显露气色，各于其所司目唇鼻窍之内外者。盖仲景欲明望色知病之道，故举此略耳。

师曰：病人语声寂然，喜惊呼者，骨节间病；

---

① 已：《二注》作"也"。
② 论：《二注》作"谓"。

6

语声喑喑然不彻者，心膈间病；语声啾啾然细而长者，头中病—作痛。

　　此条举听五行之病声而言。所谓寂然者，欲语而默默处也。夫阴静而阳躁，此病在厥阴，故好寂然也。厥阴在志为惊，在声为呼，在体为筋，筋束关节，所以厥阴之病善惊，在声为呼，则知其病在骨节也；喑喑然不彻者，声出不扬也。盖肺主气，膈乃肺之部，宗气行呼吸，入出升降于是焉。语声之不彻，则知其气不得升，是心膈之有病也；啾啾者，声小啾唧也；细而长者，其气起自下焦，从阴则细，道远则长。盖是巨阳主气，少阴与之为表里，巨阳有邪，则少阴上从而逆于巅，肾在声为呻，阳主躁，故呻吟之声从阳变而为啾唧细长也。巨阳脉在头，是头中病。亦仲景特发听声察病之一法耳。若更推而广之，则五音之宫、商、角、徵、羽，五声之歌、哭、笑、呻、吟之变，皆可求五脏表里虚实之病、五气之邪，尤医者之当要也。

　　师曰：息摇肩者，心中坚；息引胸中上气者，咳；息张口短气者，肺痿唾沫。

　　息者，呼气出粗，类微喘而有声也。呼出心与肺，今火乘肺，故呼气奔促而为息也。摇肩者，肩随息气摇动，以火主动故也。其心之经脉过于肩。因心中有坚实之邪，不得和于经脉，故经脉抽掣摇动；息引胸中上气、咳者，胸中脉所主也，宗气之所在，火炎于肺，则肺收降之令不行，反就燥而为固涩坚劲，气道不利，所以上气出于胸中者则咳也；息张口短气，肺痿唾沫，此又火炎于肺之甚者，收降清肃之气亡，惟从火出，故张口不合也，宗气亦衰而息短矣。津液不布，从火而为沫唾矣。此仲景因呼息以为察病之法，与后条吸对言以举端耳。然息病属于内外者，岂止此而已？动摇与息相应者，又宁独在肩而已？岂无阴虚以火动者焉？如《内经》谓乳子中风热，喘鸣息肩者，脉实大也，缓则生，急则死，是又在脉别者也。

师曰：吸而微数，其病在中焦，实也，当下之即愈，虚者不治。在上焦者，其吸促；在下焦者，其吸远，此皆难治。呼吸动摇振振者，不治。

谷之精气，乃分为三遂：清者化荣，浊者化卫，其一为宗气，留胸中以行呼吸焉。呼吸固资于宗气，然必自阴阳合辟而为之机，于是呼出者心肺主之，吸入者肾肝主之。心肺阳也，肾肝阴也。若中焦有邪实，则阻其升降，宗气因之不盛于上，吸气因之不达于下，中道即还；宗气不盛则吸微，中道即还则往来速，速则数，故吸而微数。泻中焦实，则升降行而吸即平矣。不因中焦实，即是肾肝之阴虚，根本不固，其气轻浮上走，脱阴之阳，宗气亦衰。若此者，死日有期，尚可治乎？然则上焦固是主乎呼，下焦固是主乎吸。若阴阳之配合，则又未始有相离者，故上焦亦得而候其吸焉。而心肺之道

8

近，其真阴之虚者，则从阳火而升，不入乎下，故吸促；肝肾之道远，其元阳之衰者，则因于阴邪所伏，卒难升上，故其吸远。此属真阴元阳之病，皆难以治。若夫人身之筋骨、血肉、脉络，皆藉阴气之所成。生气无所克，然后得以镇静而为化生之宇。今阴气愆矣，生气索矣，器宇亦空矣，惟呼吸之气往来于其中，故振振动摇不自禁也。若此者，即《内经》所谓"出入废则神机化灭"是也，故针药无及矣。

师曰：寸口脉动者，因其王时而动。假令肝王色青，四时各随其色。肝色青而反色白，非其时色脉，皆当病。

《内经》有谓五脏之脉：春弦，夏钩，秋毛，冬石。强则为太过，弱则为不足。四时皆以胃气为本，有胃曰平，胃少曰病，无胃曰死；有胃而反见所胜之脏脉，甚者今病，微者至其所胜之时病。又谓五脏之色在王时见者：春苍，夏赤，长夏黄，秋白，冬黑。所主外荣之常者：白当肺、当皮，赤当心、当脉，黄当脾、当肉，青当肝、当筋，黑当肾、当骨。五色微诊，可以目察，能合脉色，可以万全。其《内经》之言如此，斯论殆将本于是之节文也。

问曰：有未至而至，有至而不至，有至而不去，有至而太过，何谓也？师曰：冬至之后，甲子夜半少阳起，少阳之时阳始生，天得温和。以未得甲子，天因温和，此为未至而至也；以得甲子，而天未温和，此为①至而不至也；以得甲子，而天大寒不解，此为至而不去也；以得甲子，而天温如盛夏五六月时，此为①至而太过也。

　　夫斗建子月中辰，即冬至节也。节阳至，一之气即至，故律管飞灰，候于是日。今仲景乃云冬至后甲子夜半候以至未至者，何欤？殆以天干地支所合节至之日，便名甲子，非直待其真甲子日至以候气也。不然，假如乙丑丙寅日冬至，两月后方是甲子，其时始候之乎？考之《内经》候气至不至，有谓四时者，有谓五运者，有谓六气者，发明详矣。在四时则曰：天以六六为节，地以九九制会，六甲终岁，三百六十日，法也。五日为一候，三候为一气，六气为一时，四时为一岁，而各从其主治焉。求其气之至也，皆从春始，未至而至，此为太过，则薄所不胜，乘所胜也，命曰气淫；至而不至，此为不及，则所胜妄行，而所生受病，所不胜薄之也，命曰气迫。然在脉，应春弦、夏钩、秋毛、冬石，太过者病在外，不及者病在内。在五运相袭，而皆治之，终期之日。阳年先天而至，当岁之运，则气太过；阴年后天而至，当岁之运，则气不及；与其年和，则非太过不及而平；与司天、地气不和，则胜而报复，复则郁发，待时而作，作则风、湿、燥、热、火、寒之气非常而暴。

---

　　①　此为：《二注》作"此谓"。

在六气则曰：六气之胜，清气大来，燥之胜也，风木受邪，肝病生焉；热气大来，火之胜也，燥金受邪，肺病生焉之类。在脉应则曰：厥阴之至，弦；少阴之至，钩；少阳之至，大而浮；太阴之至，沉；阳明之至，短而涩；太阳之至，大而长。至而和则平，至而甚则病，至而反者病，至而不至者病，未至而至者病，阴阳易者危。然候六气之应，常以正月朔旦平明视之，观其位而知其所在；而其至则从运之先天、后天也。由是观之，仲景言四时之定法者，若遇气运加临主位，则必将奉天政之寒温，虽与四时气有反者，难为逆时也，候同也。且经曰：主胜逆，客胜从。又曰：必先岁气，毋伐天和。此又不在独守四时之气，而参之以运气者矣。

师曰：病人脉浮者在前，其病在表；浮者在后，其病在里。腰痛背强不能行，必短气而极也。

脉浮为虚。关前属阳，主表；关后属阴，主里。所谓表者，以足太阳言也；里者，以足少阴言也。一腑一脏，是故表里所合。其太阳经自足循背至头①。腰者，肾府也。是故表病则背强不能行，里病则腰痛短气而极少。虽然，寸、尺脉浮，非一经一病之可尽，今独出此病，何也？大抵用表里而言病，必举太阳、肾为例．盖太阳是诸阳之属，凡受邪必自此始；肾是治内之主事。书独言此例以推之。

---

① 头：《二注》作"项"。

问曰：经云厥阳独行，何谓也？师曰：此为有阳无阴，故称厥阳。

厥者，犹极也；独行，无阴与配也。王冰注《内经》一水不胜五火，谓五脏厥阳也。经又谓：六阳并至，谓之至阳。又云：至阳盛，地气不足。由是观之，火即阳也；至阳即厥阳也；独行，犹并至也。皆是阴不足而阳盛之极者也。

问曰：寸脉沉大而滑，沉则为实，滑则为气；实气相搏，厥气入脏即死，入腑即愈，此为卒厥，何谓也？师曰：唇口青，身冷，为入脏，即死；如身和，汗自出，为入腑，即愈。

沉，阴象也；滑，阳象也。阴主血，阳主气。邪在于血，则血实；邪在于气，则气实。故血实者脉沉，气实者脉滑，邪盛者脉大。五脏治内，属阴，主藏精宅神。今血气并其邪而入，堵塞于脏，身之精气不行，神机化灭，升降出入之道皆绝。荣绝则唇口青，《灵枢》曰：足厥阴气绝则唇青。夫六腑治外，属阳，主传运水谷之气，充乎内外者也。今血气并邪入于腑，腑之阳动不比脏之阴静。静者，得其邪则因而堵塞不行；动者，邪虽入，终不能久闭其气道。何则？为在内之神机应乎外，主养荣卫之气，则散行于表而身和，和则腠理开，邪散而汗自出，荣卫之气行，故愈矣。此仲景举阴阳脏腑之大端如此。至若厥病多由，难以概论。《内经》曰：血气并走于上，则为大厥。暴死者，其上非膻中、三焦之腑者乎？而乃以气反则愈，不反则死。又如邪客五络，状若尸厥者，以通脉络为治，非头面诸脉证？为难概论也。

问曰：脉脱入脏即死，入腑即愈，何谓也？师曰：非为一病，百病皆然。譬如浸淫疮，从口起流向四肢者，可治；从四肢流来入口者，不可治；病在外者，可治；入里者，即死。

脱者，去也。经脉乃脏腑之隧道，为邪气所逼，故经气脱去其脉而入于内。五脏，阴也；六腑，阳也。阴主死而阳主生，所以入脏即死，入腑即愈而可治。非惟脏腑之阴阳然也，凡内外阴阳之邪毒出入表里者皆然也。

问曰：阳病十八，何谓也？师曰：头痛，项、腰、脊、臂、脚掣痛。阴病十八，何谓也？师曰：咳，上气，喘，哕，咽，肠鸣胀满，心痛拘急。五脏病各有十八，合为九十病；人又有六微，微有十八病，合为一百八病，五劳、七伤、六极、妇人三十六病，不在其中。清邪居上，浊邪居下，大邪中表，小邪中里，䅽饪之邪，从口入者，宿食也。五邪中人，各有法度，风中于前，寒中于暮，湿伤于下，雾伤于上，风令脉浮，寒令脉急，雾伤皮腠，湿流关节，食伤脾胃，极寒伤经，极热伤络。

13

问曰：病有急当救里、救表者，何谓也？师曰：病，医下之，续得下利清谷不止，身体疼痛者，急当救里，后身体疼痛，清便自调者，急当救表也。

夫病痼疾，加以卒病，当先治其卒病，后乃治其痼疾也。

师曰：五脏病各有得者愈；五脏病各有所恶，各随其所不喜者为病。病者素不应食，而反暴思之，必发热也。

夫诸病在脏欲攻之，当随其所得而攻之。如渴者，与猪苓汤，余皆仿此。

此概言诸病在脏之属里者，治法有下之、泄之、夺之、消之、温之、寒之、和以平之，各量轻重，从宜施治，务去其邪，以要其正，故引渴病以比类之。而是证之用猪苓汤，见后消渴证中。

痉湿暍病脉证治第二

论一首　脉证十二条　方十一首

太阳病，发热无汗，反恶寒者，名曰刚痉。一作痉，余同。

太阳病，发热汗出，而不恶寒，名曰柔痉。
是证亦出《伤寒论》中。注谓：太阳病，发热汗出为表虚，则当恶寒；其不恶寒者，为阳明病。今发热汗出而不恶寒者，非阳明证，则是太阳中风，重感于湿，为柔痉也。表虚感湿，故曰柔痉，即上条所引《内经》为表热①兼湿内攻，大筋软短，小筋弛长之痉也。所谓柔痉者，非不强也，但刚痉强而有力，柔痉强而无力为异尔。

太阳病，发热，脉沉而细者，名曰痉，为难治。

---

① 热：《二注》作"里"。

此条尝出《伤寒论·痉病篇》。彼不言难治，于是成无己止注其重感于湿，意殆以沉而细系寒湿之本脉，故不言其难治。设不因寒湿之邪，而沉细见于太阳发热之表病，则是阳病见阴脉，诚为难矣。若朱奉议以痉病脉尽沉迟弦细者，非也。如《脉经》云：脉沉细，名曰阳中之阴。少气，阴气不通为痉病发热者，殆与此无少异尔。

太阳病，发汗太多，因致痉。

成无己注《伤寒论》，谓发汗太多则亡阳。阳气者，精则养神，柔则养筋。阳微不能养，则筋脉紧急，而成痉。虽然，发汗亡阳，阳亡寒起，致紧急而为痉固也，然发汗后为痉者，难以紧急概言。发汗必用辛热之剂，汗虽出，热不为汗解，反得辛热之剂以助之，热愈盛而拘挛其筋脉亦有之；又如《伤寒论》中有云：伤寒头痛，翕翕发热，形象中风，常微汗出，自呕者，不可发汗，发汗则成痉，身强难以屈伸。注云：伤寒当无汗恶寒；今头痛发热，微汗自呕，则伤寒之邪传而为热，欲行于里。若发汗则虚其表，热归经络，热甚风生，故身强直为痉。

夫风病下之则痉，复发汗，必拘急。

筋者，肝之合；脉者，心之合。风内应于肝，外感于筋；热内应于心，外感于脉。是故风病而成热者，其邪气即以应筋脉。若更下之，则虚其阴；复汗之，则虚

16

其阳。阴虚则荣血微，筋无养而成痉；阳虚则卫气衰，脉无养而拘急。

疮家虽身疼痛，不可发汗，汗出则痉。

此条亦见《伤寒论》。注谓表虚聚热则生疮，疮家自疼如伤寒，不可发汗，发汗则表愈虚、热愈盛，虚热生风，故变痉也。虽然，疮已，以其热从腠理开，汗出而散之可也。

病者，身热足寒，颈项强急，恶寒，时头热，面赤目赤，独头动摇，卒口噤，背反张者，痉病也。若发其汗者，寒湿相得①，其表益虚，即恶寒甚，发其汗已，其脉如蛇。一云：其脉沧沧②。

《伤寒论》注曰：太阳中风，重感寒湿，乃变为痉也。身热足寒者，寒湿伤下；时头热、面赤目赤，风伤于上也；头摇者，风主动也。独头摇者，头为诸阳之会，风伤阳也。若纯伤风者，则一身尽动摇，手足亦③搐搦。此者内挟寒湿，故头摇也；口噤者，寒主急也；卒口噤者，不常噤也，有时而缓。若风寒相搏，则口噤而不时开。此者加之风湿，故卒口噤也；风寒客于足太阳，故筋脉拘急、头项强、背反张也。此症出《伤寒论》中，

----

① 得：《二注》作“搏”。

② 沧沧：《金匮》作“浛浛”。

③ 亦：《二注》无此字。

其衍文者，无发其汗已后二十五字。

暴腹胀大者，为欲解。脉如故，反伏弦者痉。

肝在五行为木，在六气为风；所胜之者，燥金；不胜之者，湿土①。若金旺，则木受制而郁矣。木郁必发，发则从火，过其所不胜之中土，故脾土得木火而腹为暴胀大。如《内经》所谓厥阴在泉者，腹胀，与诸腹胀大，皆属于热者同类也。是故以腹之暴胀，因知木之郁于肝②者也，已出之脾，而木气行矣，火与俱，而燥金之气退矣。金退木行，故曰欲解。解则其脉行，应脉大，今不浮大而如故，反伏弦者，则是风犹郁在肝而自病其所合之筋脉，已成痉矣。此条暴胀之先，不见叙证，遽曰欲解，必有所解之病在也。

夫痉脉，按之紧如弦，直上下行。一作：筑筑而弦。

痉病由风寒互为之。重感于邪，寒脉则紧，风脉则弦，是本脉也。《脉经》谓：直上下行者，督脉也。见之则大人癫、小儿痫，两者尽为背反张，由督脉与太阳合行于脊里，相引而急，故显出督脉之象也。今痉强无异于癫、痫之背反张者，是亦相干于督脉，而见其上下行之象矣。

---

① 湿土：《二注》此上有"为"字。
② 肝：《二注》作"脾"。

痉病有灸疮，难治。

痉病有风热，燥急其筋骨，不当复灸以火，且助火能深入助阳①，风热得之，愈固而不散，所以难治。《脉经》云：痉家其脉伏坚，直上下。《内经》谓脉沉而坚，病在中。今所伏非沉者欤？坚非如肾之弹石者欤？此两条出脉不出证，殆为前条明其表，此见其病在内外，如《内经》之柔痉骨强之类也。

太阳病，其证备，身体强，几几然，脉反沉迟，此为痉。栝楼桂枝汤主之。

栝楼桂枝汤方

栝楼根二两　　桂枝三两　　芍药三两　　甘草二两　　生姜三两　　大枣十二枚

上六味，以水九升，煮取三升，分温三服；取微汗。汗不出，食顷啜热粥发。

所谓太阳病，其证备，是何症之备也？大抵太阳经脉自足上行，循背至头项，此是其所过之部。而为之状者，皆是其证也。考之《伤寒论》有谓：太阳病，项背强，几几然，反汗出恶风者，桂枝加葛根汤主之，亦是其一也。正与此同，而少异者，彼以汗出恶风，其脉必浮，此言脉沉迟，必汗不出，不出则亦不恶风，故不加葛根而加栝楼根。俱是益津、和血、养筋之剂。彼之几

---

① 且助火能深入助阳：《二注》作"且助火深入"。

几然，项背强，虽未至于痉，然经脉已拘急，不利于运动，故用葛根之甘行阳，从表分卫中以生津液，和其经脉。沉迟，汗必不出，不出则亦不恶风，则是病在表之荣血分。荣血，阴也；其体沉，其行迟，所以脉应其象，外息于寸口，内不养于筋经，故痉强之病作焉。所以栝楼根味苦入阴，用以生荣血，益阴分津液，养其筋经者为君；桂枝之辛以散，芍药之酸以收，一阴一阳，理其表者为臣；甘草、姜、枣，合辛甘之味，行脾之津液而和荣卫者为使。立方之旨，其在斯欤？

太阳病，无汗而小便反少，气上冲胸，口噤不得语，欲作刚痉，葛根汤主之。

葛根汤方

葛根四两　麻黄三两，去节　桂二两，去皮　芍药二两
甘草二两，炙　生姜三两　大枣十二枚

上七味，㕮咀，以水一斗，先煮麻黄、葛根，减二升，去沫，内诸药。煮取三升，去滓，温服一升。覆取微似汗，不须啜粥。余如桂枝汤法将息及禁忌。

按：《伤寒论》中有太阳病，项背强几几，无汗，恶风，葛根汤主之。注云：轻可去实，以中风表实，故加麻黄、葛根以祛风，桂枝汤以和表也。今以小便反少，气上冲胸，口噤不能语，欲作刚痉者，亦用之，何也？盖太阳欲入传阳明，然阳明不受邪，故气逆上冲胸；而

阳明筋脉内结胃口，外行胸中，过人迎，环唇口，以其经多气多血。胸中，肺部也；上焦主分布津液，行水道。今太阳与阳明热并胸中，故水道不行，则小便少；津液不布，则无汗；人迎在结喉两旁，近会厌，发声机关之处，由阳明所过筋脉，遇所并之热，遂挛急牵引，以口噤不能语，欲作刚痉。胸中近表，论其在上，则属太阳；论其居前，则属阳明。宜乎是方治其两经之病也，何以言之？盖葛根本阳明经药，能生津液出汗，行小便，解肌。易老云：太阳初病，未入阳明，不可便服葛根，是引贼破家也。又云：用此以断太阳之路，即是开发阳明经气，以却太阳传入之邪也。故仲景治太阳、阳明合病，桂枝加麻黄、葛根也。

痉为病—一本"痉"字上有"刚"字，胸满口噤，卧不着席，脚挛急，必齘齿，可与大承气汤。

大承气汤方

大黄四两,酒洗　厚朴半斤,炙,去皮　枳实五枚,炙芒硝二合

上四味，以水一斗，先煮二物，取五升，去滓；内大黄，煮取二升，去滓；内芒硝，更上火微一、二沸，分温再服。得下止服。

此传阳明风热之深者也。成无己谓：伤寒症，以阳明入府，腹满者下之；而胸满者未深入，犹带表邪，所郁阳气不宣故尔，非汗即吐。然而未论及此痉病之胸满

21

也。胸满岂可一概而言带表乎？有表则属表，有里则属里。若此背不着席、龂齿，与项背强、口噤之属表者不同，由热甚入深所致。故此言胸满，亦热之极也。况风热燥烁津液，阴血消亡，至于下焦，属阴之筋皆挛急矣。然其热入深者，非苦寒咸下之不足以除其热、救其阴。夫伤寒病瘈疭者，以热生风而搐，尚为难治，况此甚于搐者？非下之不能疗也。然亦有不治者，若《灵枢》热而痉者死。腰折、瘈疭、齿龂也。

太阳病，关节疼痛而烦，脉沉而细一作缓者，此名湿痹《玉函》云：中湿。湿痹之候，小便不利一云利，大便反快，但当利其小便。

此证出《伤寒论》。注云：雾伤皮腠，湿流关节。疼痛而烦者，湿气内流也。湿同水也。脉沉而细者，水性趋下也。痹、痛也。因其关节烦疼而名湿痹，非脚气之痹也。《内经》曰：湿胜则濡泻。小便不利，大便反快者，湿气内郁胜也。但当利其小便，以宣泄腹中湿气。古云：治湿不利小便，非其治也。虽然，大抵此为小便通阳气，行水道。今为湿气内胜，阳气被郁，故小便不利。利之则阳气行，虽在关节之湿，亦得宣泄矣。设小便利已，而关节之痹不去，必又自表治之。

湿家之为病，一身尽疼一云：疼烦，发热，身色如熏黄也。

此证见《伤寒》。注曰：身黄如橘子色者，阳明瘀热也。此身色似熏黄，即非阳明瘀热。身黄发热者，栀子柏皮①主之，为表里有热，则身不疼痛。此一身尽痛，非伤寒客热也，知湿邪在经而使之。脾恶湿，湿伤，则脾病而色见，是以身发黄者，为色黄如烟熏，非正黄色也。

湿家，其人但头汗出，背强，欲得被覆向火。若下之早则哕，或胸满，小便不利，舌上如胎者，以丹田有热，胸上有寒，渴欲得饮而不能饮，则口燥烦也。

按：《伤寒论》成无己注曰：湿家，有风湿，有寒湿，此寒湿相搏者也。湿胜则多汗，伤寒则无汗，寒湿相搏，虽有汗而不能周身，故但头汗出也。背，阳也；腹，阴也。太阳之脉，挟脊抵腰，太阳客寒湿，表气不利而背强也。里有邪者，外不恶寒；表有邪者，则恶寒；欲得被覆、向火者，寒湿在表而恶寒也。若下之蚤，则伤动胃气，损其津液，故致哕而胸满，小便不利。下后里虚，上焦阳气因虚而陷于下焦，为丹田有热；表中寒，乘而入于胸中，胸中有寒②，故③使舌上生白胎滑。脏燥则欲饮水，以胸中客寒湿，故不能饮而但口燥烦也。

---

① 柏皮：此下《注解伤寒论》有"汤"字。

② 胸中有寒：《注解伤寒论》作"为胸上有寒"。

③ 故：《注解伤寒论》无此字。

湿家，下之，额上汗出，微喘，小便利—云不利者死；若下利不止者亦死。

《伤寒论》注曰：本是后条湿家身烦疼，可与麻黄加术四两发其汗。妄下之，因致此逆。盖逆则真阳自上越，阴自下脱。其额上汗出、微喘者，阳之越；小便利与下利不止者，阴之脱也。阴阳离决，必死之兆也。自此而推之，下之虽额上汗出微喘，若大小便不利者，是阴气不脱①而阴之根犹在也；下之虽大小便利，若额上无汗出与喘，是阳气不越而阳之根犹在也，则非离决，可以随其虚而救之。

风湿相搏，一身尽疼痛，法当汗出而解，值天阴雨不止，医云：此可发汗。汗之病不愈者，何也？盖发其汗，汗大出者，但风气去，湿气在，是故不愈也。若治风湿者，发其汗，但微微似欲汗出者，风湿俱去也。

按：《伤寒论》注是条曰：值天阴雨不止，明其湿胜也。《内经》曰：阳受风气，阴受湿气。又云：伤于风者，上先受之；伤于湿者，下先受之。风湿相搏，则风在外而湿在内。汗大出者，其气暴，暴则外邪出，而里邪不能出，故风去而湿在。汗微微而出者，其气缓，缓则内外之邪皆出，故风湿俱去也。

---

① 脱：《二注》作"退"。

湿家病身疼发热，面黄而喘，头痛鼻塞而烦，其脉大，自能饮食，腹中和无病，病在头中寒湿，故鼻塞，内药鼻中则愈。《脉经》云：病人喘。而无"湿家病"以下至"而喘"十三字。

按：《伤寒论》是条注曰：病有浅深，证有中外，此则湿气浅者也。何以言之？湿家不言关节烦疼，而云身上疼痛，是湿气不流关节而外客肌表也；不云发热身似熏黄，复云发热面黄而喘，是湿不干于脾而薄于上焦也；阴受湿气，则湿邪为深，今头痛、鼻塞而烦，是湿客于阳而不客于阴也；湿家之脉沉细，为湿内流，今脉大者，是湿不内流而在表也。又以自能饮食，胸腹别无满痞，为腹中和无病，知其湿气微浅，但内药鼻中，以宣通头中寒湿。是注其理明且尽矣。若夫《脉经》之无身上疼痛十三字，岂无其说乎？头痛鼻塞，其病在头；身上疼痛、发热，其病在经脉；内药鼻中者，为去头中寒湿，故减十三字尔。然则三阳经皆上于头，太阳与阳明俱到鼻额，今头中寒湿而鼻为之塞也，则二经脉皆不通，郁而发热，身无疼痛。内药鼻中，头上之湿散，则二阳之经脉行，而病可尽愈矣。

湿家身烦疼，可与麻黄加术汤发其汗为宜，慎不可以火攻之。

麻黄加术汤方

麻黄三两，去节　桂枝二两，去皮　甘草一两，炙　杏

仁七十个，去皮尖　白术四两

上五味，以水九升，先煮麻黄，减二升，去上沫，内诸药，煮取二升半，去滓，温服八合，覆取微似汗。

此为寒湿之邪。盖邪者，湿与寒合，故令人身疼。大法：表实成热，则可发汗；无热，是阳气尚微，汗之恐虚其表。今是症虽不云发热，而烦已生，烦由热也，所以服药不敢大发其汗；且湿亦非暴汗可散，故用麻黄汤治寒，加术去湿，使其微汗尔。然湿邪在表者，惟可汗之[①]，不可火攻，火攻则增其热，必有发痉之变，所以戒人慎之。

病者一身尽疼，发热，日晡所剧者，名风湿。此病伤于汗出当风，或久伤取冷所致也。可与麻黄杏仁薏苡甘草汤。

麻黄杏仁薏苡甘草汤方

麻黄去节，半两，汤泡　甘草一两，炙　薏苡仁半两
杏仁十个，去皮尖，炒

上锉麻豆大，每服四钱匕，水一盏半，煮八分，去滓温服，有微汗避风。

按：《伤寒论》注曰：身尽疼痛，湿也；发热日晡而

---

① 惟可汗之：《二注》作"惟汗可去"。

剧者，风也。若汗出当风而得之者，则先客热①而后感风；若久伤取冷得之者，则先伤风而后中湿。注文若是。其谓日晡而剧为风者，则义未了。予按：《内经·太阴阳明论》曰：太阴、阳明为表里，脾胃脉也，外合肌肉，故阳受风气，阴受湿气。所以风湿客之，则一身肌肉尽痛。夫阳气者，一日而主外，平旦人气生，属少阳；日中阳气隆，属太阳；日西气门内闭，属阳明。是故阳明之气主乎申酉，所以日晡而剧也。方用麻黄治寒湿，取汗，为主；杏仁利气，薏苡仁除风热湿痹，为臣；甘草和脾胃，解肌肉，为使。

风湿脉浮，身重汗出恶风者，防己黄芪汤主之。

防己黄芪汤方

防己一两　甘草半两，炒　白术七钱半　黄芪一两一分，去芦

上锉麻豆大，每抄五钱七，生姜四片，大枣一枚，水盏半，煎八分，去滓温服，良久再服。喘者加麻黄半两，胃中不和者加芍药三分，气上冲者加桂枝三分，下有陈寒者加细辛三分。服后当如虫行皮中，从腰下如冰，后坐被上，又以一被绕腰下，温令微汗，差。

---

① 热：《注解伤寒论》作"湿"。

此证风湿，皆从表受之，其病在外，故脉浮、汗出。凡身重，有肌肉痿而重者，有骨痿而重者。此之身重，乃风湿在表，故不作疼，虚其卫气而湿着为身重。由是，以黄芪实卫，甘草佐之；防己去湿，白术佐之。然则风湿二邪，独无散风之药何耶？盖汗多，知其风已不留。以表虚而风出入乎其间，因之恶风尔。惟实其卫，正气壮则风自退，此不治而治者也。若其有喘者，湿中兼寒也，则加麻黄以散之；若风内应肝木，伤其胃，中不和者，则加芍药以泻之，芍药味酸，能自土中泻木；若气上冲者，则加桂枝以散其逆；若下有陈寒者，谓下焦肝肾之分，则加细辛以温之，细辛散里之表药也。服后云云者，方中另作一段，然考之当在下有陈寒加细辛之后，连为一段。何则？细辛佐防己去寒湿，黄芪实表，表尚全实，则湿不退，所以皮中如虫行；表实未全，则阳气未周，于是从腰以下其陈寒者，犹得如冰。必以被令温，助接其阳，使之微汗。

　　伤寒八九日，风湿相搏，身体疼烦，不能自转侧，不呕不渴，脉浮虚而涩者，桂枝附子汤主之；若大便坚，小便自利者，去桂加白术汤主之。

桂枝附子汤方

　　桂枝四两，去皮　　生姜三两，切　　附子三枚，炮去皮，破八片　甘草二两，炙　　大枣十二枚，擘

　　上五味，以水六升，煮取二升，去滓，分温三服。

白术附子汤方

白术二两　　附子一枚半，炮去皮　　甘草一两，炙　　生姜一两半，切　　大枣六枚

上五味，以水三升，煮取一升，去滓，分温三服。一服觉身痹，半日许再服，三服都尽，其人如冒状，勿怪，即是术附并走皮中，逐水气未得除故耳。

按：是证亦出《伤寒论》，其注曰：伤寒与中风，至八、九日，邪气多在里，必①不苦疼痛。今日数多，复身体疼烦不能自转侧者，风湿相搏也。烦者，风也；身疼不能自转侧者，湿也。脉浮虚为风，涩为寒湿也；不渴不呕，里无邪也；风湿俱在经也。与桂枝附子汤，以桂枝散表之风，附子逐经中之湿。小便利，大便坚，为津液之不足，桂枝发汗，走津液，故去之而加白术。虽然，自病而察药，自药而察病，因知身之不能自转侧者，非惟湿邪所致也，亦为阳气不充，筋脉无养，故动之不能也。欲去阳气不充之湿者，必以辛热气味之药，则可补其阳而逐其湿，与治伤寒同法。是症之用附子者，殆此欤？于是虽大便坚而不为热结者亦用之。如后条身疼不能屈伸，用附子甘草汤治者，亦此意。不然，身疼脉浮，为病在经，又不言其有汗，何不取汗而解？乃云其服药如冒也？冒者，得非阳虚不胜，夫邪药之相逐而然欤？

───────────

① 必：《注解伤寒论》此前有"身"字。

风湿相搏，骨节疼烦，掣痛不得屈伸，近之则痛剧，汗出短气，小便不利，恶风不欲去衣，或身微肿者，甘草附子汤主之。

甘草附子汤方

甘草二两，炙　　附子一枚　炮去皮　　白术二两　　桂枝四两，去皮

上四味，以水六升，煮取三升，去滓，温服一升，日三服，初服得微汗则解。能食汗出复烦者，服五合。恐一升多者，服六七合为妙。

此亦出《伤寒论》。其注曰：风则伤卫，湿流关节，风湿相搏，两邪乱经，故骨节疼烦掣痛，不得屈伸，近之则痛剧也。风胜则卫气不固，汗出，短气，恶风不欲去衣，为在表；湿胜则水气不行，小便不利，或身微肿，为湿外薄也。与此汤散湿、温经、固精。观夫此方，与前意同，但此不用姜枣，为汗出，更不发之；白术以去湿收汗，益短气也。

太阳中暍，发热恶寒，身重而疼痛，其脉弦细芤迟，小便已，洒洒然毛耸，手足逆冷，小有劳，身即热，口开前板齿燥。若发其汗，则其恶寒甚；加温针则发热甚；数下之则淋甚。

按：是证亦出《伤寒论》。其注曰：病有在表，有在里，有表里俱病者。发热恶寒、身重疼痛者，表中暍也；脉弦细芤迟者，中暑脉虚也；小便已，洒洒然毛耸，手

足逆冷者，太阳经气不足也；小有劳，身即热者，谓劳其阳；而喝即热也；口开，前板齿燥者，里有湿①。口开为喘喝也，以喘喝不止，故前板齿干燥。若发汗以去表邪，则外虚阳气，故恶寒甚；若以温针助阳，则火热内攻，故发热甚；若下之，以除里热，则内虚而膀胱燥，故淋甚。注虽已解过治之失，于当救之道未明。予尝思之：此证属阴阳俱虚。脉弦细者，阳虚也；芤迟者，阴虚也。所以温针复损其阴，下之重伤②其阳。此证惟宜甘药补正，以解其热尔。即《灵枢》所谓：阴阳俱不足，补阳则阴竭，补阴则阳脱，可将以甘药，不可饮以刚剂。

太阳中热者，喝是也，汗出恶寒，身热而渴，白虎加人参汤主之。

白虎人参汤方

知母六两　　石膏一斤，碎　　甘草二两③　　粳米六合
人参三两

上五味，以水一斗，煮米熟汤成，去滓，温服一升，日三服。

此证亦出《伤寒论》。其注云：汗出恶寒，身热而不渴者，中风也；汗出恶寒而渴者，中喝也。然而未有明

① 湿：康本、《注解伤寒论》均作"热"字。
② 下之重伤：《二注》作"汗之复伤"。
③ 二两：《二注》作"一两"。

其至理者。盖此但言中风初得表症，与自汗出，身热恶寒相似，独以渴、不渴为辨尔。吁！岂谓中风终无渴者耶？若伤寒中风，则皆有背微寒与时时恶风而渴者矣。亦以白虎人参汤治之乎？夫此证汗出恶寒，身热而渴，岂不与彼证所同者哉？盖此证为令火之气酷其金，肺主气者也，肺伤则卫气虚。然太阳膀胱属水主表，肺金之子也，母虚而子亦不足，卫虚表不足，由是汗出、身热、恶寒。《内经》曰：心移热于肺，传为膈消。膈消则渴也，皆相火伤脉之所致。此可知其要在救肺也。石膏虽能除三焦火热，然仲景名曰白虎者，为石膏功独多于清肺，退肺中之火，是用为君；知母亦就肺中泻心火，滋水之源，人参生津，益所伤之气，而用为臣；粳米、甘草补土以资金，为佐也。

太阳中暍，身热疼重，而脉微弱，此以夏月伤冷水，水行皮中所致也。一物瓜蒂汤主之。

一物瓜蒂汤方

瓜蒂二七个

上锉，以水一升，煮取五合，去滓，顿服。

此证尝见《伤寒》。注云：脉虚身热，得之伤暑；身热脉微弱者，暍也；身体疼痛者，水也，夏时暑热，以水灌洗而得之。一物瓜蒂散服之。尝观仲景暍病惟出三证，岂偶然哉？举其端将为后世准绳。一者，明其表里俱虚；一者，言其暍中表之热；而此言外邪郁令火，而成中暍也。若是邪郁令火，比类而推其因，殆有不可胜言者焉。如取风凉者，感雾湿者，食生冷者，素有积热者，阴血素虚，不胜夫热者，宿邪感动者，处阴地者，凡是之因，皆足以郁其令火，为中暍之病。或轻或重，或表或里，或虚或实，随证发现。若论其治邪退热，较量权衡，又可一言尽哉。诸家集类方论，徒多其证，聚其方，未有明言其脉证属于何因，害于何经，用何药为君以治之。苟不潜心于仲景书者，吾未信其泛然从方论者，果切于病情乎？瓜蒂，本草谓其主胸腹邪气，皆吐下之。此以夏月伤冷水，水行皮中，而皮中者，岂非属表？何乃用是药去胸中之水乎？盖《内经》有：形寒饮冷则伤肺。况皮乃肺之所合，内外相应；且瓜蒂又治四肢浮肿，下水。而冷水之在皮中者，不惟灌洗得散；而饮冷停水者，亦得散于皮中，故两者皆得而用之。

百合狐惑阴阳毒病脉证治第三

论一首　证三条　方十二首

论曰：百合病者，百脉一宗，悉致其病也。意欲食复不能食，常默然，欲卧不能卧，欲行不能行，饮食或有美时，或有不用闻食臭时，如寒无寒，如热无热，口苦，小便赤，诸药不能治，得药则剧吐利，如有神灵者，身形如和，其脉微数。每溺时头痛者，六十日乃愈；若溺时头不痛，淅然者，四十日愈；若溺快然，但头眩者，二十日愈。其证或未病而预见，或病四五日而出，或病二十日或一月微见者，各随证治之。

百合病，发汗后者，百合知母汤主之。
百合知母汤方
百合七枚，擘　知母三两，切
上先以水洗百合，渍一宿，当白沫出，去其水，更以泉水二升，煎取一升，去滓；别以泉水二升煎知母，取一升，去滓；后合和煎，取一升五合，分温再服。

百合病，下之后者，滑石代赭汤主之。

滑石代赭汤方

百合七枚，擘　滑石三两，碎，绵裹　代赭石如弹丸大一枚，碎，绵裹

上先以水洗百合，渍一宿，当白沫出，去其水，更以泉水二升，煎取一升，去滓；别以泉水二升煎滑石、代赭，取一升去滓，后合和重煎，取一升五合，分温服。

百合病，吐之后者，用后方主之。

百合鸡子汤方

百合七枚，擘　鸡子黄一枚

上先以水洗百合，渍一宿，当白沫出，去其水，更以泉水二升，煎取一升，去滓，内鸡子黄，搅匀，煎五分，温服。

百合病，不经吐、下、发汗，病形如初者，百合地黄汤主之。

百合地黄汤方

百合七枚，擘　生地黄汁一升

上以水洗百合，渍一宿，当白沫出，去其水，

更以泉水二升，煎取一升，去滓，内地黄汁，煎取一升五合，分温再服。中病勿更服，大便当如漆。

百合病一月不解，变成渴者，百合洗方主之。
百合洗方
上以百合一升，以水一斗，渍之一宿，以洗身。洗已，食煮饼，勿以盐、豉也。

百合病渴不差者，栝楼牡蛎散主之。
栝楼牡蛎散方
栝楼根　牡蛎熬，等分
上为细末，饮服方寸匕，日三服。

百合病变发热者一作：发寒热，百合滑石散主之。
百合滑石散方
百合一两，炙　滑石三两
上为散，饮服方寸匕，日三服。当微利者，止服，热则除。

所谓百脉一宗，悉致其病者，然则经脉十二，络脉十五，此云百脉，果何脉欤？盖脉者血之府，即是血行于脉，灌溉表里，联络俞会，遍布形体。言其百者，举夫数之众多也，犹言百骸尔。且又脉之循行，与天地合度，应水漏百刻，是故脉之流行者，各有定位，因之而为百脉亦宜矣。又何其一宗而悉致病耶？盖尽归于手心

36

主也，手心主主血、主脉，而心又为火之主；心，君也，君不用事，而手心主代之，由是手心主得端行一身阴血之生化，因号之为母气，百脉皆宗之。若火淫则热，热蓄不散则积，积则毒生而伤其血，热毒之血流于脉，本因母气之淫邪，是故百脉一宗，悉致其病也。考之《内经》有解㑊之证，与此百合证无少异，解㑊既属之热中无血，百合岂非亦是热中无血者乎？请试逐病论之。血属阴，阴者，肾水之所主。《内经》曰：肾虚则饥不欲食，故欲食复不能食也；阴虚者恶烦，所以常默默也；卫气者，夜行阴则寐，今卫气因阴虚不得降，故欲卧而不得卧也；足得血则能步，血既病，于是欲行不能行也；饮食者，由血气运化而后安，脾属血而喜香，血时和则食美，时不和则不用闻食臭也；气阳而血阴，若气盛则热，气衰则寒，今病在血，不干于气，所以虽如寒而无寒，虽如热而无热也；血气和合则流通，不和则塞，塞则热，上热为口苦，下热为便赤也；药虽治病，然必藉胃气以行之，若毒血在脾胃经络而闭塞之，药虽入，亦莫行也，胃弱不安于药者，得药则反剧吐利，有如鬼神之为祟也；病不在皮肉筋骨，则身如和，惟热在于血而血虚，故脉微数也；脉之微数，阴之虚也，阴虚则肾虚，肾与膀胱为表里，肾虚则膀胱不得引精于肾而亦虚，膀胱之脉下入会阴，上至巅为诸阳主气，今溺而膀胱之脉为气下泄，轻则不能举之于上而上虚，上虚则淅然头眩，重则虚气逆上于巅，而为头痛。以此之轻重，则可知愈日之远近也。夫病有定所，则可言定期，今以百脉之病流传无定处，故其证之发现亦无定期。或未病而见，或数日一月而见，用是以察其病之表里浅深，出见形状，如下文之阴阳见者，随证而救之。故以所列方观之，《日华子》谓百合安心、定胆、益志、养五脏，为能补阴也。治产后血眩运，为能去血中热也；除痞满，利大小便，为能导涤血之瘀塞也。而是证用之为主，盖可见瘀积者矣。若汗之而失者，是涸其上焦津液，而上焦阳也，阳宜体轻之药，故用知母佐以救之；知母泻火，生津液，润心肺。若下之而失者，则损其阴，瘀血下积，而下焦阴也，阴宜镇重之剂，故用滑石、代赭佐以救之。滑石开结利窍；代赭除脉中风痹瘀血。若吐而失者，则损上、中二焦之血，用鸡子黄补血，佐以救之。若不以吐、下、发汗，未有所治之失，病形得如初者，但佐之生地黄汁，补血凉血，凉则热毒消，补则新血生，蕴积者，行而自大便出，如黑漆矣。其一月不解，百脉壅塞，津液不化，而成渴者，故用百合洗，则一身之脉皆得通畅，而津液行，其渴自止。勿食盐豉，以味咸而凝血，且走之也。若渴不差，是中无津液，则以栝楼、牡蛎主之。若变发热者，乃因脉塞郁而成热，以滑石通利佐之，滑石性凉，又可治热血之积塞者，自微利而出，故热除矣。夫百合病，自见《金匮要略》后，诸方书皆不收，独朱奉议收之，谓伤寒变成斯疾。此乃病由之一端尔。窃尝思之，是病多从心主，或因情欲不遂，或因离绝菀结，或忧惶

38

煎迫，致二火郁之所成。百脉既病，故百体皆不安，所以见不一之病状。自今观之，诸方书不收百合病，乃有劳瘵之名，殆将以百合病与劳瘵同形状，或瘀血积于脉亦同，因而不收，但并其方而弃之，深为可惜。于脉、病、救之之法，遂不明于世矣。

百合病，见于阴者，以阳法救之；见于阳者，以阴法救之。见阳攻阴，复发其汗，此为逆；见阴攻阳，乃复下之，此亦为逆。

《伤寒》治法，有谓阳盛阴虚，汗之则死，下之则愈；阴盛阳虚，汗之则愈，下之则死。今百合病所云，见于阴者，以阳法救之；见于阳者，以阴法救之，与《伤寒》之语义大同而小异。何则？在彼直言其盛，所以行汗下之法。此但言其见以救之，则是无汗下之宜施。何以知其然？所叙百合病，皆持两端，欲卧不卧，欲食不食，如寒无寒，如热无热，为其脉行表里之病，但当救之，非如伤寒阳气之变，见于内外，必行汗下者也。设用《伤寒》法，见病在表辄汗，入里辄下，虽表里不逆，然亦伤之。是以前条用方救之是也。其后所结汗下之逆者，为反表里汗下之逆者也。

狐惑之为病，状如伤寒，默默欲眠，目不得闭，卧起不安。蚀于喉为惑，蚀于阴为狐，不欲饮食，恶闻食臭，其面目乍赤、乍黑、乍白，蚀于上

39

部则声喝—作：嗄，甘草泻心汤主之。

甘草泻心汤方

甘草四两　黄芩　人参　干姜各三两　黄连一两
大枣十二枚　半夏半升

上七味，水一斗，煮取六升，去滓，再煎。温
服一升，日三服。

狐惑病，笃①虫蚀上下也。世谓风中有虫，凡虫自风
生固矣。然风，阳也，独阳不生，必有所凭而后化；盖
因湿热久停，蒸腐气血而成瘀浊，于是风化所腐为虫矣。
设风不由湿热，而从寒凉者，肃杀之气，纵然腐物，虫
亦不化也，由是知此病也。虫生于湿热、败气、瘀血之
中，其来渐矣，遇极乃发，非若伤寒一日而暴病者也。
病发默默欲眠，目不得闭，卧起欠安者，皆五脏久受湿
热，伤其阴精，卫不内入，神不内宁故也；更不欲食，
恶闻食臭者，仓廪之府伤也；其面乍赤、乍黑、乍白者，
由五脏不足，更为衰旺，叠见其色也。其出②者从湿热
之极所发之处而蚀之，蚀上部者，内损心肺，外伤咽喉。
肺者，气之主；咽喉，声音之户，由是其声嗄矣。故用
甘草泻心汤主之，治其湿热，分利其阴阳。而黄连非惟
治心脾热也，而亦治虫。后世方论谓是证或初得状似伤
寒，或因伤寒所变也，然皆虫证也。又谓：伤寒病，腹

---

① 笃：《二注》作"谓"。
② 出：《二注》作"虫"。

内热，饮食少，肠胃空虚，而虫不安，故随所食上下部而病，名狐惑也。以此二或字观之，则非独伤寒变是证，凡热病皆得生虫也。

蚀于下部则咽干，苦参汤洗之。

苦参汤方

苦参一升

以水一斗，煎取七升，去滓，熏洗，日三。

虫蚀下部则咽干者，下部，肾之所在，任脉附焉；肾，水也，湿热甚于下，则虫蚀于上，而肾水受伤，经脉乏水以资之，挟湿热逆而燥其咽嗌，故用苦参汤洗。苦参能除热毒，疗下部蜃，因以洗之。虽然，此治之外者尔，若究其源，病则自内而外出，岂独治其标而已哉？试用上部服泻心汤者观之，则下部亦必有可服之药；自下部用洗法者观之，则上部咽喉亦必有外治之理。此仲景特互发之尔。不然，何后世方论有服下部药者，与内食五脏者乎？

蚀于肛者，雄黄熏之。

雄黄

上一味为末，筒瓦二枚合之，烧，向肛熏之。

《脉经》云：病人或从呼吸，上蚀其咽；或从下焦，蚀其肛阴。蚀上为惑，蚀下为狐。狐惑病者，猪苓散主之。

蚀于肛，湿热在下。二阴虽皆主于肾，然肝脉循于肛，肛又为大肠之门户，大肠金也，湿热伤之，则木来

41

侮，是以虫蚀于此焉。雄黄本主蚕疮，杀虫，又有治风之义，故用熏之。注引《脉经》猪苓散主之者，亦分别湿热尔。

病者脉数，无热，微烦，默默但欲卧，汗出，初得之三四日，目赤如鸠眼；七八日，目四眦—本此有"黄"字黑。若能食者，脓已成也。赤小豆当归散主之。

赤小豆当归散方

赤小豆三升，浸令芽出，曝干　　当归①

上二味，杵为散，浆水服方寸匕，日三服。

凡脉数则发热而烦，此热在血，不在荣卫，故不发热，但微烦尔。汗出者，以血病不与卫和。血病则恶烦，故欲默。卫不和则阳陷，故欲卧；腠理因开而津液泄也。三四日目赤如鸠眼者，热血循脉炎上，注见于目也；七八日四眦黑者，其血凝畜，则色变成黑也。若能食，脓已成者，湿热之邪散漫，则毒血流，伤其中和之气不清，故不能食；若能食，可知其毒血已结成脓，胃气无扰，故能食也。用赤豆、当归治者，其赤小豆能消热毒，散恶血，除烦排脓，补血脉，用之为君；当归补血生新去陈，为佐；浆水味酸，解热疗烦，入血为辅使也。

---

① 当归：此下《千金》卷十有"三两"二字。

阳毒之为病，面赤斑斑如绵文，咽喉痛，唾脓血。五日可治，七日不可治，升麻鳖甲汤主之。

阴毒之为病，面目青，身痛如被杖，咽喉痛。五日可治，七日不可治，升麻鳖甲汤去雄黄蜀椒主之。

升麻鳖甲汤方

升麻二两　当归一两　蜀椒炒去汗，一两　甘草二两
鳖甲手指大一片，炙　雄黄半两，研

上六味，以水四升，煮取一升，顿服之。老小再服。取汗。《肘后》、《千金方》：阳毒用升麻汤，无鳖甲，有桂；阴毒用甘草汤，无雄黄。

按：古方书谓阳毒者，阳气独盛，阴气暴衰，内外皆阳，故成阳毒；谓阴毒者，阴气独盛，阳气暴衰，内外皆阴，故成阴毒。二者或伤寒初得，便为是证，或服药后变而成之。阳毒尽治以寒凉，阴毒尽治以温热，药剂如冰炭之异。何乃仲景用一方治之乎？虽曰阴毒去雄黄、蜀椒，则是反去其温热者矣。且注曰：《肘后》、《千金方》阳毒用升麻汤，无鳖甲，有桂；阴毒用甘草汤，无雄黄。岂非皆是热毒伤于阴阳二经络耶？在阳经络，则面赤斑斑如绵文，吐脓血；在阴经络，则面青，身如被杖。此皆阴阳水火动静之本象如此，岂是寒热之邪乎？尝以升麻、鳖甲之药考之，《本草》谓：升麻能解时气毒厉，诸毒攻咽喉痛，与热毒成脓，开壅闭，疗

发斑；当归能破恶血，养新血，补五脏肌肤；甘草和中，利血脉，缓急止痛，调药奏功；鳖甲去恶血；雄黄破骨节积聚，辟鬼邪恶气，骨蒸热极；蜀椒通血脉，调关节，逐肌骨①皮肤死肌，去留结，破血，治天行时气。诸药所能者如此。即此观之，仲景于阴阳二毒之证，总用一方，盖可见矣。病形虽由阴阳发证，论邪则一属热毒与血病也。所以不分表里，俱以升麻解热毒为君，当归和血为臣，余者佐之而已。但雄黄、蜀椒理阳气药也，故病在阴者去之，如《肘后》、《千金》阳毒去鳖甲有桂枝者，鳖，水族，乃阴中之阳，不如桂枝能调阳络之血；阴毒不去蜀椒者，蜀椒亦阴中之阳，非若雄黄阳中之阳，故留之以治阴也。方旨如此而已。所谓五日可治，七日不可治者，五日乃土之生数，热未极也，尚可以治；七日为火之成数，热之极，阴阳消灭②，不可治矣。其邪比之伤寒，加之以毒，故伤寒至七日犹得再经，而此至七日，不惟灭其阴，且火极亦自灭矣。

---

① 肌骨：《本草经》作"骨节"。
② 灭：康本作"减"。

疟病脉证并治第四

证二条　方六首

师曰：疟脉自弦，弦数者多热，弦迟者多寒。弦小紧者下之差，弦迟者可温之，弦紧者可发汗针灸也，浮大者可吐之，弦数者风发也，以饮食消息止之。

今观此篇，虽未尽《内经》诸篇论疟之详，然亦取其一二，立方以明其治。此条叙脉，固亦未尽疟脉之变，然举其自弦，则自之一字，已该其脉之要。何则？弦者，少阳甲木之象也，疟邪客于荣气之间，与卫合而病作寒热者，正隶少阳半表半里之分，所以少阳为疟之舍，故弦乃疟之自家脉也。于是少阳引邪，退而就阴，阴则寒，寒则迟；进而就阳，阳则热，热则数。寒用温而热用凉可知矣。此明表里进退，乘其虚实而调之者也。复言小紧与弦紧、汗下之者，此又明表里之有实邪而攻之者也。浮大者，以明病不在表里而在上者也，非若《内经》之谓疟脉大虚①者，斯因其浮而用吐也。弦数风发者，非前多热之所云，此更论其热之变，而木从火则风生，风得火则旺，旺则克土。火发木淫，必先实脾，实脾莫如资以饮食消息寒凉之味以止之，此乃明其病在中者也。仲景凡一言一字，皆立准绳，学者详之。

病疟，以月一日发，当以十五日愈；设不差，当月尽解；如其不差，当云何？师曰：此结为癥瘕，名曰疟母，急治之，宜鳖甲煎圆。

鳖甲煎圆方

鳖甲十二分，炙　乌扇三分，烧　黄芩三分　柴胡六分　鼠妇三分，熬　干姜三分　大黄三分　芍药五分　桂枝三分　葶苈一分，熬　石韦三分，去毛　厚朴三分　牡丹五分，去心　瞿麦二分　紫葳三分　半夏一分　人参一分　䗪虫五分，熬　阿胶三分，炙　蜂窠四分，炙　赤硝十二分　蜣蜋六分，熬　桃仁二分

上二十三味，为末，取锻灶下灰一斗，清酒一斛五斗，浸灰，候酒尽一半，着鳖甲于中，煮令泛烂如胶漆，绞取汁，内诸药，煎为丸如梧子大。空心服七丸，日三服。

《内经》云：天度者，所以制日月之行也；气数者，所以纪化生之用也。五日为一候，三候为一气。然人之

---

① 大虚：《素问·刺疟篇》此上有"缓"字。

三阴三阳，上奉之而为之应焉。是疟有发于月一日者，至十五日则一气终，人气亦更，故疟气随变而散；设有未愈，则至月尽又历第二气，终其天之月，以应人之血，月再生魄，血亦更新，邪当从其更新而解矣。若又不愈，则是荣气内著，不得流行与日月度数相应，而肝藏血，血并其邪，归之于肝，是以疟母多结左胁下，由是用柴胡行气，鳖甲破血，为君，余二十一味，佐之行血、补血、散结、导滞而已。虽然，天人气候之相应者，大法如是。然人之禀质有强弱，邪中有重轻，质弱邪重，虽不内结疟母，亦至连月者有之；质强邪轻，不待一候即差者，亦有之。然仲景此论，补《内经》未言耳。

师曰：阴气孤绝，阳气独发，则热而少气烦冤，手足热而欲呕，名曰瘅疟。若但热不寒者，邪气内入藏于心，外舍分肉之间，令人消烁肌肉。

《内经》云：但热而不寒者，阴气先绝，阳气独发，则热而少气烦冤，手足热而欲呕，名曰瘅疟。又云：肺素有热，气盛于身，因有用力，风寒舍于分肉之间而发，发则阳气盛，盛而不衰，其气不及于阴，故但热而不寒，气内藏于心，而外舍于分肉之间，令人消烁肌肉，故命曰瘅疟。此二者，一为先伤于风，一为肺素有热，所感之邪虽不一，然并是阳盛。又《内经》云：阳盛逢风，两阳相得而阴气虚少，少水不能制盛火，而阳独治，如炙如火，当烁肉也。由是观之，疟之寒热更作，因阴阳之气互为争并。若阴衰少，则离绝其阳，先自退处，不与之并，而阳亦不并于阴，故阳独发，但热而已。此总论二者之瘅疟。其少气烦冤，肺主气，肺受火抑故也；手足热者，阳主四肢，阳盛则四肢热也；欲呕者，火邪上冲，胃气逆也；内藏于心者，心乃五脏阳火之主，故阳盛则直隶而藏之，外舍分肉之间也；消烁肌肉者，消万物者莫甚于火，火盛则肌肉烁矣。然此条固无治法，自后条治①温疟者观之，亦可治此瘅疟也。何则？白虎汤，退热药也，分肉四肢，内属脾胃，非功②于其所舍者乎？又泻肺火，非救其少气烦冤者乎？设其别有兼证，岂不可推加桂之例，以加别药乎？仲景于此，虽不言方治，盖可知矣。凡立一法，则是以比类用之。虽然，自其阴气孤绝一语观之，又足有可论者。夫阴阳之在身者，血与气也，水与火者，内属乎心与肾也。而寒本于阴，热本于阳，以寒治热，固可退阳而回阴也。然治病有轻重，岂一法而尽哉。小热之气，凉以取之；大热之气，泻之于内，或反佐以取之。取之不衰，求其属以衰之，谓壮水之主，以消阳光也。

温疟者，其脉如平，身无寒但热，骨节烦疼③，时呕，白虎加桂枝汤主之。

---

① 治：《二注》作"除"。
② 功：《二注》作"切"。
③ 烦疼：《二注》作"疼痛"，《金匮》作"疼烦"。

白虎加桂枝汤方

知母六两　甘草二两，炙　石膏一斤　粳米二合　桂枝去皮，三两

上锉，每五钱，水一盏半，煎至八分，去滓，温服，汗出愈。

《内经》名温疟，亦有二。一者，谓先伤风，后伤寒。风，阳也，故先热后寒；一者，为冬感风寒，藏于骨髓之中，至春夏，邪与汗出，故病藏于肾，先从内出之外，衰①则气复反入，是亦先热后寒。二者之温疟，皆有阴阳往来寒热之证，而此之无寒但热，亦谓之温疟，以与《内经》不侔，然绎其义，一皆以邪热②为重而名之。夫阴不与阳争，故无寒；阴阳不相争，寒热不往复，此痹于骨节，不与阳通，则骨节痛烦；火气上逆则时呕，用白虎治其阳盛也，加桂疗骨节痹痛，通血脉，散疟邪，和阴阳以取汗也。

疟多寒者，名曰牡疟，蜀漆散主之。

蜀漆散方

蜀漆洗去腥　云母烧二日夜　龙骨等分

上三味，杵为散。未发前以浆水服半钱③。温

---

① 衰：《二注》作"寒"。
② 热：《二注》作"疟"。
③ 钱：其下原文有"匕"字。

疟加蜀漆半分，临发时服一钱匕。一方云母作云实。

　　心者，牡脏也，邪在心而成疟，故曰牡疟。何以言之？心肺居上，阳也，而心乃阳中之阳，今邪气结伏心下，则心虚。《内经》曰：心虚者，热收于内。则阳气不行于外，故外寒；积聚津液以成痰，是以牡疟反多寒也。用蜀漆①和浆水，以吐所结痰邪，龙骨以疗气伏在心下者，云母安脏补虚，以除内收之热。若夫温疟，亦用是少加蜀漆治者，亦为邪气结伏在心下，致阳气②不入于阴，反独盛在外，以成热而不寒，故亦以此去其所结也。

　　牡蛎汤　　治牡疟。

牡蛎四两，熬　　麻黄去节，四两　　甘草二两　　蜀漆三两

　　上四味，以水八升，先煮蜀漆、麻黄，去上沫，得六升，内诸药，煮取二升，温服一升。若吐，则勿更服。

　　此与前牡疟名同，故治亦同，略以有初感寒邪为异。牡蛎者，能软坚消结，除滞血，今更佐之蜀漆，以理心下所结之邪，而甘草佐麻黄，非独散寒，且可发越阳气而通于外，阳通结去，其病即差。

　　柴胡去半夏加栝楼汤　　治疟病发渴者，亦治劳疟。

----

　　①　蜀漆：《二注》作"蜀椒"，下同。
　　②　阳气：《二注》作"伤气而"三字。

50

柴胡八两　人参　黄芩　甘草各三两　栝楼根四两
生姜二两　大枣十二枚

上七味，以水一斗二升，煮取六升，去滓，再
煎，取三升，温服一升，日二服。

《内经》谓：渴者，刺足少阳。此证胃土被木火之
伤，则津液涸而燥渴，故用柴胡、黄芩治木火，人参、
甘草补胃，栝楼生津益燥，姜、枣发越荣卫。若劳疟由
木火盛，荣卫衰，津液竭者，亦治以此。

柴胡桂姜汤　治疟寒多微有热，或但寒不热。
服一剂如神①。

柴胡半斤　桂枝三两，去皮　干姜二两　栝楼根四两
黄芩三两　牡蛎二两，熬　甘草二两，炙

上七味，以水一斗二升，煮取六升，去滓，再
煎，取三升，温服一升，日三服。初服微烦，复
服，汗出便愈。

是疟也，以寒多言之。若与牡疟相类，以药论之，
则非也。牡疟邪客心下，此风寒湿痹于肌表，肌表行阳
以温分肉，痹则阳气不得通于外，遂郁伏于荣血之间，
半表半里之分也。阳化气热，血滞成瘀，著于其处，遇
卫气行②度，及之则病作。其肌表之邪，并之于里，故

---

① 如神：《金匮》作"即效"。
② 行：《二注》此下有"阳二十五"四字。

多寒；里气由表之痹胜，不出与阳争，故少热①。是用柴胡为君，发其郁伏之阳；佐以桂枝、干姜，散其肌表之痹；栝楼根、牡蛎为臣，除留热，消瘀血；佐以黄芩助柴胡，治半表半里；甘草以和诸药，调阴阳也。得汗则痹邪散，血热行而病差耳。

---

① 其肌表之邪，并之于里，故多寒；里气由表之痹胜，不出与阳争，故少热：《二注》作"其邪之入荣者，既无外出之势，而荣之素痹者，亦不出而与阳争，故少热或无热也"。

中风历节病脉证并治第五

论一首　脉证三条　方十二首

夫风之为病，当半身不遂，或但臂不遂者，此为痹。脉微而数，中风使然。

此证半身不遂者，偏风所中也；但臂不遂者，风邪上受也。风之所客，凝涩荣卫，经脉不行，分肉筋骨俱不利，故曰此为痹。卫者，水谷之悍气，阳也，温分肉，肥腠理，循行脉外，佐其动也，滑利充溢；荣者，水谷之精气，阴也，循脉中，应刻而动，沉动翕徐。今因风著为痹，荣遂改微，卫遂变数，故脉微数也。此即《内经·风论》谓风各入其门户所中者之一证耳，其余散于各篇。不言风而病偏枯者，则不可胜数。或得之汗出偏沮，或得之阳盛阴不足，或胃脉内外大小不一，或心脉小坚急，或肾水虚者。《灵枢》亦叙于《热病》篇中，皆能致偏枯瘖痱之病。观夫经旨，不言其邪，皆从阴阳、脏气有余不足之故，岂无深旨？是六淫、七情、饮食、起居、房劳，凡能伤其阴阳脏气之虚，致荣卫、经脉痹

53

而不能周流于身者，皆其邪也，不可一言而尽指之故耳。刘河间因不以此证列于风类，而乃入火类，曰：中风瘫痪者，非谓肝木之风实甚，亦非外中于风，良由将息失宜，而心火暴甚，肾水虚衰，不能制之，而热气拂郁，心神昏冒，筋骨不用，卒倒无知也；或即不死，发过而偏枯者，由经络左右双行，而热郁结，气血不能宣通。若一侧得通，则否者痹而瘫痪也。此论发前人所未发，观是书者尤宜兼通焉。

寸口脉浮而紧，紧则为寒，浮则为虚；寒虚相搏，邪在皮肤；浮者血虚，络脉空虚；贼邪不泻，或左或右；邪气反缓，正气即急，正气引邪，喎僻不遂。邪在于络，肌肤不仁；邪在于经，即重不胜；邪入于腑，即不识人；邪入于脏，舌即难言，口吐涎。

《内经》有谓：十二经络脉者，皮之部也。百病之生，必先于皮毛，邪中之，腠理开，开则邪入，客于络脉，留而不去，传入于经；留而不去，传入于腑，禀于肠胃。仲景今言是病，即此之谓也。络脉，盖经脉行气皆在皮部，络脉浮近于皮肤，故善恶之色见于外；经脉伏行于隧道，故善恶之脉朝于寸口而后见。络脉不自动，随经脉而动。此由络脉之血空虚，所以脉见浮也；寒邪之气紧束，故浮紧之脉并见于寸口。络脉从经脉左右双行，当邪入之时不治，至于其邪随络脉流行，邪所在之侧则血虚，虚则经气缓；邪所不在之侧则血和，和则经气行如度而急，缓急牵引，故口眼㖞僻不遂。邪在于络，其卫气循于皮肤之中、分肉之间者，与之相遇，则不荣于肌肤，故肌肤不仁；邪在于经，则荣气之行涩，内不养于骨，则骨重；外不滋于肉，则身重而不胜。仲景所谓入腑入脏者，腑六、脏五，果何腑脏也？即《内经》之所谓禀于胃者也。夫胃者，土也，水谷之海，十二经皆受气于胃；胃者，六腑之总司，多气多血者也。心者，神明之宅，五脏之主。由是，诸腑经络受邪，变气则归于胃，胃得之则热甚，津液壅溢为痰涎，闭塞隧道，荣卫不行；胃之支、别脉上络于心者，并塞其神气出入之窍，故不识人也。诸脏受邪，极而变者，亦必归于心，于是心得邪则神散而枢机息；舌者，心之窍，机息则舌纵、廉泉开，舌纵则难以言，廉泉开则口流涎。此世俗所宗之说也。

侯氏黑散　治大风，四肢烦重，心中恶寒不足者。《外台》治风癫。

菊花四十分　白术十分　细辛三分　茯苓三分　牡蛎三分　桔梗八分　防风十分　人参三分　矾石三分　黄芩五分　当归三分　干姜三分　芎䓖三分　桂枝三分

上十四味，杵为散，酒服方寸匕，日一服。初服二十日，温酒调服，禁一切鱼、肉、大蒜。常宜冷食，六十日止，即药积在腹中不下也。热食即下矣，冷食自能助药力。

心主血，阳脏也。荣卫不布，内无所养，则心中恶寒，不足生焉。是以菊花为君，治风兼治湿；治风以防风佐，治湿以白术佐；桔梗亦能治风痹，通膈气，舟楫诸药；细辛、桂枝助防风；矾石、茯苓助白术；黄芩、干姜、牡蛎开利内外寒热痹气；参、归更与干姜、牡蛎治心中恶寒不足者。初治欲开其痹著，则用温酒以行药势；禁诸热物、宜冷食者，为矾石能固涩诸药，助其久效。而矾石性得冷即止，得热即下故也。

寸口脉迟而缓，迟则为寒，缓则为虚；荣缓则为亡血，卫缓则为中风。邪气中经，则身痒而瘾疹；心气不足，邪气入中，则胸满而短气。

天道乾健而坤静顺，人道亦应之，气健而血顺也。血气和平，然后脉不缓不急，不迟不数，日行百刻，以周于身，而朝寸口，是以候寸口以求其虚实，迟则知阳气之不能健运；缓则知荣气之应刻不逮；荣气不逮，则亡血；卫气不运，因而中风；经虚邪入，荣卫不布于皮肤，血凝津滞，发为身痒瘾疹。然疹有赤白，赤原血凝，白属津滞，由是言之，身痒瘾疹不独属风也。必津凝血滞而复成之，其津凝与湿同耳。且荣卫不健，与邪混郁于胸中，则害其宗气之布息，故胸满而短气也。

风引汤 除热瘫痫。

大黄　干姜　龙骨各四两　桂枝三两　甘草　牡蛎各二两　寒水石　滑石　赤石脂　白石脂　紫石英

石膏各六两

上十二味，杵，粗筛，以韦囊盛之。取三指撮，井花水三升，煮三沸，温服一升。治大人风引，少小惊痫瘛疭，日数十发，医所不疗，除热方。巢氏云：脚气宜风引汤。

风者，外司厥阴，内属肝木，上隶手经，下隶足经，中见少阳相火，所以风自内发者，由火热而生也。风生必害中土，土主四肢，土病则四末不用，聚液成痰；瘫痪者，以风邪挟①注于四肢故也；痫者，以风热急其筋脉，内应于心主故也。由是二者，尽可用此汤治之：首用大黄之寒，走而不止者泻之，俾火退风息，凝痰扫去矣；复用干姜之热，止而不走者，何哉？前哲有云：大黄之推陈致新，如将军之戡定祸乱，然使将无监军，兵无向导，能独成其功乎？夫一阴一阳之为道，故寒与热相济，行与止相须，然后寒者不惨，热者不酷，行者不疾，止者不停。所以大黄逐热行滞，以通荣卫而利关节，则必以干姜安之、桂枝导之，佐大黄之达四肢脏腑而不肆其峻快，不然，将从诸药石而下走矣。桂枝又散风木，干姜又能治血、祛风湿痹、去风毒，二者因得以相制相使。为是热瘫痫，犹虑干姜之热中，更以石膏、滑石制之，非惟中上免有寒热之患，其石膏、滑石又禀清肃之金性，以制木救土，泻阳明胃热，解肌肉风痹也。阴水

---

① 挟：此下疑当有"痰"字。

不足，火因妄动而生风，满招损，反自制其心，精神不守，非镇重之剂，则不能安其神，益其水，故以寒水石补阴水，紫石英、白石脂、赤石脂、牡蛎、龙骨敛精神，定魂魄，固根本也。

防己地黄汤 治病如狂状，妄行，独语不休，无寒热，其脉浮。

防己一分　桂枝三分　防风三分　甘草一分

上四味，以酒一杯，渍之一宿，绞取汁；生地黄二斤，㕮咀，蒸之如斗米饭久；以铜器盛其汁，更绞地黄汁，和，分再服。

狂走谵语，有热，脉长者，则阳明；若此无寒热，其脉浮者，非其证也。然脉浮者，血虚从邪并于阳而然也。《内经》曰：邪入于阳则狂。此狂者，谓五脏阴血虚乏，魂魄不清，昏乱而动，故狂妄而言走不休也。桂枝、防风、防己、甘草，酒浸其汁，用是轻清，归之于阳，以散其邪；用生地黄之凉血补阴，熟蒸以归五脏，益精养神也。盖药生则散表，熟则补衰，此煎煮法也，又降阴法也。阴之不降者，须少升以提其阳，然后降之方可下，不然，则气之相并，不得分解矣。

头风摩散方

大附子一枚，炮　盐等分

上二味，为散，沐了，以方寸匕，已摩疢上，令药力行。

头者，诸阳之所会，太阳为之长。若风寒湿客之，诸阳不得流通，与邪壅塞于巅而作痛，故用附子性之走者，于疾处散其邪；以盐味之润下，从太阳①膀胱水性者佐之，用以引诸阳下降，则壅通而病愈矣。

寸口脉沉而弱，沉即主骨，弱即主筋，沉即为肾，弱即为肝。汗出，入水中，如水伤心，历节黄汗出，故曰历节。

肾主水，骨与之合，水性下，故脉沉者，病在骨也；肝藏血，筋与之合，血性濡，血虚则脉弱，故脉弱者，病在筋也。心主汗，汗出入水，其汗为水所止，心气不得越，因而伤之。水汗相搏，聚以成湿，湿成则内应于脾，脾，土也，土克肾水，是以湿伤其骨。关节者，骨之所凑，筋之所束，故湿独善流关节以克其所胜，侮其不胜。然水汗所郁之湿，久变为热，湿热相蒸，湿属土，土色黄，是以历节发出黄汗也。

趺阳脉浮而滑，滑则谷气实，浮则汗自出。

趺阳胃脉属土，土，湿所化也。《脉经》谓：浮滑为有宿食。此虽非宿食之谷，然滑乃阳盛也。《内经》曰：食入于胃，长气于阳。是乃饮食肥美所长之阳，成其湿热之气，宜乎亦得称以谷也。脉浮汗自出者，《内经》曰：汗者，谷之精气。今谷之盛阳，出之于表，浮为卫虚，不能固腠理，因自汗出也。

---

① 太阳：《二注》作"太阳"，康本作"大阳"。

少阴脉浮而弱，弱则血不足，浮则为风，风血相搏，即疼痛如掣。盛人脉涩小，短气，自汗出，历节疼痛，不可屈伸，此皆饮酒汗出当风所致。

少阴脉者，太冲肾脉也。肾脉本沉，因饮食①当风使之浮，浮则肾伤，肾属阴，主血，伤必不足而脉弱也。肥人本多气多血，其脉充盛，今反涩，由其血不足也；小者，气衰也，由饮酒所致，盖因酒湿热有毒，饮之过则伤卫伤荣，迫津为汗，汗出当风，乘虚入客，与卫相干，则短气自汗出，入伤筋骨，则历节疼痛，不可屈伸。

诸肢节疼痛，身体尪羸，脚肿如脱，头眩短气，温温欲吐，桂枝芍药知母汤主之。

桂枝芍药知母汤方

桂枝四两　芍药三两　甘草二两　麻黄二两　生姜五两　白术五两　知母四两　防风四两　附子二两，炮

上九味，以水七升，煮取二升，温服七合，日三服。

此风寒湿痹其荣卫、三焦之病。头眩短气，上焦痹也；温温欲吐，中焦痹也；脚肿如脱，下焦痹也；诸肢节疼痛，身体尪羸，筋骨痹也。韵书以尪为火，以羸为筋结也。然湿多则肿，寒多则痛，风多则动，故用桂枝治风，麻黄治寒，白术治湿；防风佐桂，附子佐麻黄、

---

① 饮食：疑系"饮酒"之误。

60

白术，其芍药、生姜、甘草，亦和发其荣卫，如桂枝汤例也；知母治脚肿，引诸药祛邪益气力，附子行药势，为开痹大剂。然分两多而水分少，恐分其服，而非一剂也。《三因方》云：每服四钱。

味酸则伤筋，筋伤则缓，名曰泄；咸则伤骨，骨伤则痿，名曰枯；枯泄相搏，名曰断泄。荣气不通，卫不独行，荣卫俱微，三焦无所御，四属断绝，身体羸瘦，独足肿大，黄汗出，胫冷。假令发热，便为历节也。

《内经》云：味过于酸，肝气以津；味过于咸，大骨气劳。短肌。以津，盖谓津液不濡而内溢；短肌，谓走血而肌缩；大骨气劳，谓咸入骨走血，髓无养也。由是知此之谓泄，即溢也，津液内溢，蓄而成湿，筋得湿，则弛长而缓，故名为泄。枯者，髓无血也，咸多伤骨因致痿而为枯。血走，绝而不流谓之断，湿胜谓之泄，血不流则荣不通，荣与卫相将，荣不通，则卫不独行也。三焦形体，皆藉血以养，血亡则三焦无所依。四属者，皮肉脂髓也，无血以滋，则身体羸瘦。独有所蓄之湿，下流伤肾，肾主下焦，故脚肿大；湿胜则多汗，脾色黄，湿本于脾，故黄汗出；肾虚而阳不下降，则胫冷；假令阴虚湿郁变热，则湿不泄，而流于筋骨关节也。夫仲景诚善于立言者矣。即历节一证，各分其因，以水、以酒、以天气，此又以饮食之味，然独出治天气一方，人或怪其不具，噫，方可具哉？病有不常，体有强弱，时有寒暑，已出之方，犹目为准绳而已，又焉可执而不变也。若能求经气，辨邪正，明药性，亦何患其有证而无方欤？

病历节不可屈伸，疼痛，乌头汤主之。

乌头汤方　治脚气疼痛，不可屈伸。

麻黄　芍药　黄芪各三两　甘草[①]炙　川乌五枚，㕮咀，以蜜二升，煎取一升，即出乌头。

上五味，㕮咀四味，以水三升，煮取一升，去滓，内蜜煎中，更煎之，服七合。不知，尽服之。

此汤概治历节不可屈伸疼痛，于方下又复言治脚气疼痛，必仲景书历节条下有方而无药石，见脚气中方名同而有药，集书者遂两出之，且二病皆因风寒伤于筋，麻黄开玄府，通腠理，散寒邪，解气痹；芍药以理血痹；甘草通经脉而和药；黄芪益卫气，气壮则邪退；乌头善走，入肝经逐风寒；蜜煎以缓其性，使之留连筋骨，以利其屈伸，且蜜之润，又可益血养筋，并制乌头燥热之毒也。

矾石汤　治脚气冲心。

矾石二两

上一味，以浆水一斗五升，煎三五沸，浸脚良。

---

① 甘草：《金匮》此下有"三两"二字。

脚气病者，古人谓感水湿之邪，即《内经》痿痹厥逆证也。东垣有饮乳酪之说。予思：足六经起于足五指间，若天之六淫，饮食寒热，劳逸之气。凡留滞于下者，皆足以致其肿痹不仁，屈伸不利，气逆上冲也，岂独水湿之邪？白矾味酸涩，性燥，可去湿消肿，收敛逆气。然脚气冲心，水克火也，岂细故哉。

附方

《古今录验》续命汤　治中风痱，身体不能自收，口不能言，冒昧不知痛处，或拘急不得转侧。姚云：与大续命同。兼治妇人产后去血者，及老人小儿。

麻黄　桂枝　当归　人参　石膏　干姜　甘草各三两　芎䓖一两　杏仁四十枚

上九味，以水一升，煮取四升，温服一升，当小汗。薄覆脊，凭几坐，汗出则愈，不汗更服，无所禁，勿当风。并治但伏不得卧，咳逆上气，面目浮肿。

痱病者，荣卫气血不养于内外，故身体不用，机关不利，精神不治。然是证有虚有实，虚者，自饮食、房劳、七情得之，《内经》谓：内夺而厥，则为喑痱是也。实者，是风寒暑湿感之。虚以实治，则气血愈散，此方乃治实邪也，故麻黄为君，佐干姜开寒痹，石膏解风痹，当归和血，人参益气，芎䓖行血散风也。其并治咳逆上气，面浮者，亦为风寒所致也。

《千金》三黄汤　治中风手足拘急，百节疼痛，烦热心乱，恶寒，经日不欲饮食。

麻黄五分　独活四分　细辛二分　黄芪二分　黄芩三分

上五味，以水六升，煮取二升，分温三服。一服小汗，二服大汗。心热，加大黄二分；腹满，加枳实一枚；气逆，加人参三分；悸，加牡蛎三分；渴，加栝楼根三分；先有寒，加附子一枚。

《近效方》术附汤　治风虚头重眩，苦极，不知食味，暖肌补中，益精气。

白术二两　附子一枚半，炮，去皮　甘草一两，炙

上三味，锉，每五钱匕，姜五片，枣一枚，水盏半，煎七分①，去滓，温服。

崔氏八味丸　治脚气上入，少腹不仁。

干地黄八两　山茱萸　薯蓣各四两　泽泻　茯苓牡丹皮各三两　桂枝　附子炮，各一两

上八味，末之，炼蜜和丸梧子大。酒下十五丸，日再服。

《千金方》越婢加术汤　治肉极。热则身体津脱，腠理开，汗大泄，厉风气，下焦脚弱。

麻黄六两　石膏半斤　生姜二两　甘草二两　白术

---

①　七分：《金匮》作"七成"。

四两　　大枣十五枚

　　上六味，以水六升，先煮麻黄，去上沫，内诸药，煮取三升，分温三服。恶风加附子一枚，炮。

血痹虚劳病脉证并治第六

论一首　脉证九条　方九首

问曰：血痹病从何得之？师曰：夫尊荣人骨弱肌肤盛，重因疲劳汗出，卧不时动摇，加被微风，遂得之。但以脉自微涩在寸口，关上小紧，宜针引阳气，令脉和，紧去则愈。

血痹，阴阳俱微，寸口关上微，尺中小紧，外证身体不仁，如风痹状，黄芪桂枝五物汤主之。

黄芪桂枝五物汤方

黄芪三两　芍药三两　桂枝三两　生姜六两①　大枣十二枚

上五味，以水六升，煮取二升，温服七合，日三服。一方有人参。

---

① 六两：《二注》作"三两"。

夫男子平人，脉大为劳，极虚亦为劳。

男子面色薄者，主渴及亡血。卒喘悸，脉浮者，里虚也。

男子脉虚沉弦，无寒热，短气，里急，小便不利，面色白，时目瞑，兼衄，少腹满，此为劳使之然。

劳之为病，其脉浮大，手足烦，春夏剧，秋冬瘥，阴寒精自出，酸削不能行。

夫失精家，少腹弦急，阴头寒，目眩—作目眶痛，发落，脉极虚芤迟，为清谷、亡血、失精。脉得诸芤动微紧，男子失精，女子梦交，桂枝龙骨牡蛎汤主之。

桂枝加龙骨牡蛎汤方 《小品》云：虚弱浮热汗出者，除桂加白薇、附子各三分，故曰二加龙骨汤。

桂枝　芍药　生姜各三两　甘草二两　大枣十二枚
龙骨　牡蛎各三两

上七味，以水七升，煮取三升，分温三服。

天雄散方

天雄三两,炮　白术八两　桂枝六两　龙骨三两

上四味，杵为散，酒服半钱匕，日三服。不

知，稍增之。

男子平人，脉虚弱细微者，喜①盗汗也。

人年五六十，其病脉大者，痹侠背行，若肠鸣，马刀侠瘿者，皆为劳得之。

脉沉小迟，名脱气，其人疾行则喘喝，手足逆寒，腹满，甚则溏泄，食不消化也。脉弦而大，弦则为减，大则为芤，减则为寒，芤则为虚，虚寒相搏，此名为革。妇人则半产漏下，男子则亡血失精。

虚劳里急，悸，衄，腹中痛，梦失精，四肢痠疼，手足烦热，咽干口燥，小建中汤主之。

小建中汤方

桂枝三两，去皮　甘草三两，炙　大枣十二枚　芍药六两　生姜三两　胶饴一升

上六味，以水七升，煮取三升，去滓，内胶饴，更上微火消解，温服一升，日三服。呕家不可用建中汤，以甜故也。

《千金》疗男女因积冷气滞，或大病后不复常，若四肢沉重，骨肉痠疼，吸吸少气，行动喘乏，胸满气急，腰背强痛，心中虚悸，咽

----

① 喜：《二注》作"善"。

干唇燥，面体少色，或饮食无味，胁肋腹胀，头重不举，多卧少起，甚者积年，轻者百日，渐致瘦弱，五脏气竭，则难可复常，六脉俱不足，虚寒乏气，少腹拘急，羸瘠百病，名曰黄芪建中汤，又有人参二两。

虚劳里急，诸不足，黄芪建中汤主之。于小建中汤内加黄芪一两半，余依上法。气短胸满者，加生姜；腹满者，去枣加茯苓一两半，及疗肺虚损不足，补气加半夏三两。

黄芪建中汤方

黄芪三两　桂枝三两　芍药六两　甘草三两，炙　生姜三两　胶饴一升　大枣十二枚

上七味，用水七升，煮取三升，去滓，温服一升，日三服。

虚劳腰痛，少腹拘急，小便不利者，八味肾气丸主之。方见妇人杂病中。

八味肾气丸方

干地黄八两　薯蓣四两　山茱萸四两　泽泻三两　茯苓三两　丹皮三两　桂枝一两　附子一两，炮

上八味，为末，炼蜜和丸梧子大。火①酒下十五丸，加至二十五②丸，日再服。

---

① 火：《金匮》无此字，疑系衍文。
② 五：《金匮》无此字。

虚劳诸不足，风气百疾，薯蓣丸主之。

薯蓣丸方

薯蓣三十分①　当归　桂枝　曲　干地黄　豆黄卷各十分　甘草二十八分　人参七分②　芎䓖　芍药　白术　麦门冬　杏仁各六分　柴胡　桔梗　茯苓各五分　阿胶七分　干姜三分　白敛二分　防风六分　大枣百枚，为膏

上二十一味，末之，炼蜜和丸如弹子大。空腹酒服一丸，一百丸为剂。

虚劳虚烦，不得眠，酸枣仁汤主之。

酸枣仁汤方

酸枣仁二升　甘草一两　知母二两　茯苓二两　芎䓖二两　《深师》有生姜二两。

上五味，以水八升，煮酸枣仁，得六升，内诸药，煮取三升，分温三服。

五劳虚极，羸瘦，腹满，不能饮食，食伤、忧伤、饮伤、房室伤、饥伤、劳伤、经络荣卫气伤，内有干血，肌肤甲错，两目黯黑。缓中补虚，大黄䗪虫丸主之。

---

①　三十分：《二注》作"二十分"。
②　七分：《二注》作"十分"。

大黄䗪虫丸方

大黄十分，蒸　黄芩二两　甘草三两　桃仁一升　杏仁一升　芍药四两　干地黄十两　干漆一两　虻虫一升　水蛭百枚　蛴螬一升　䗪虫半升

上十二味，末之，炼蜜和丸小豆大。酒饮服五丸，日三服。

附方

《千金翼》炙甘草汤一云：复脉汤　治虚劳不足，汗出而闷，脉结悸，行动如常，不出百日，危急者十一日死。

甘草四两，炙　桂枝　生姜各三两　麦门冬半升　麻仁半升　人参　阿胶各二两　大枣三十枚　生地黄一斤

上九味，以酒七升，水八升，先煮八味，取三升，去滓，内胶消尽，温服一升，日三服。

《肘后》獭肝散　治冷劳，又主鬼疰一门相染。

獭肝一具

炙干，末之，水服方寸匕，日三服。

肺痿肺痈咳嗽上气病脉证治第七

论三首　脉证四条　方十五首

问曰：热在上焦者，因咳为肺痿，肺痿之病，从何得之？师曰：或从汗出，或从呕吐，或从消渴，小便利数，或从便难，又被快药下利，重亡津液，故得之。曰：寸口脉数，其人咳，口中反有浊唾涎沫者何？师曰：为肺痿之病。若口中辟辟燥咳，即胸中隐隐痛，脉反滑数，此为肺痈。咳唾脓血，脉数虚者为肺痿，数实者为肺痈。

问曰：病咳逆，脉之，何以知此为肺痈？当有脓血，吐之则死，其脉何类？师曰：寸口脉微而数，微则为风，数则为热；微则汗出，数则恶寒。风中于卫，呼气不入；热过于荣，吸而不出；风伤皮毛，热伤血脉。风舍于肺，其人则咳，口干喘满，咽燥不渴，多唾浊沫，时时振寒。热之所过，血为之凝滞，畜结痈脓，吐如米粥。始萌可捄①，脓成则死。

上气，面浮肿，肩息，其脉浮大，不治；又加利，尤甚。

上气，喘而燥者，属肺胀，欲作风水，发汗则愈。

肺痿，吐涎沫而不咳者，其人不渴，必遗尿、小便数。所以然者，以上虚不能制下故也。此为肺中冷，必眩，多涎唾，甘草干姜汤以温之。若服汤已渴者，属消渴。

甘草干姜汤方

甘草四两，炙　干姜二两，炮

上㕮咀，以水三升，煮取一升五合，去滓，分温再服。

咳而上气，喉中水鸡声，射干麻黄汤主之。

射干麻黄汤方

射干十三枚　一法三两　麻黄四两　生姜四两　细辛
紫菀　款冬花各三两　五味子半升　大枣七枚　半夏大

---

① 捄：即救。

者洗，八枚　一法半升

上九味，以水一斗二升，先煮麻黄二沸，去上沫，内诸药，煮取三升，分温三服。

咳逆上气，时时唾浊，但坐不得眠，皂荚丸主之。

皂荚丸方

皂荚八两，刮去皮，用酥炙

上一味，末之，蜜丸①梧子大。以枣膏和汤服三丸，日三夜一服。

咳而脉浮者，厚朴麻黄汤主之。

厚朴麻黄汤方

厚朴五两　麻黄四两　石膏如鸡子大　杏仁半升　半夏半升　干姜二两　细辛二两　小麦一升　五味子半升

上九味，以水一斗二升，先煮小麦熟，去滓，内诸药，煮取三升，温服一升，日三服。

脉沉者，泽漆汤主之。

泽漆汤方

半夏半升　紫参五两　一作紫菀　泽漆三斤，以东流水五斗，煮取一斗五升　生姜五两　白前五两　甘草　黄芩

_____

①　丸：其下原文有"如"字，当据补。

人参　桂枝各三两

上九味，咬咀，内泽漆汁中，煮取五升，温服五合，至夜尽。

大逆上气，咽喉不利，止逆下气者，麦门冬汤主之。

麦门冬汤方

麦门冬七升　半夏一升　人参二两　甘草二两　粳米三合　大枣十二枚

上六味，以水一斗二升，煮取六升，温服一升，日三夜一服。

肺痈，喘不得卧，葶苈大枣泻肺汤主之。

葶苈大枣泻肺汤方

葶苈熬令色黄，捣丸如弹子大　大枣十二枚

上先以水三升，煮枣，取二升，去枣，内葶苈，煮取一升，顿服。

咳而胸满，振寒，脉数，咽干不渴，时出浊唾腥臭，久久吐脓，如米粥者，为肺痈，桔梗汤主之。

桔梗汤方　亦治血痹。

桔梗一两　甘草二两

上二味，以水三升，煮取一升，分温再服，则吐脓血也。

咳而上气，此为肺胀，其人喘，目如脱状，脉浮大者，越婢加半夏汤主之。

越婢加半夏汤方

麻黄六两　　石膏半斤　　生姜三两　　大枣十五枚　　甘草二两　　半夏半升

上六味，以水六升，先煮麻黄，去上沫，内诸药，煮取三升，分温三服。

肺胀，咳而上气，烦躁而喘，脉浮者，心下有水，小青龙加石膏汤主之。

小青龙加石膏汤方《千金》证治同，外更加胁下痛引缺盆。

麻黄　　芍药　　桂枝　　细辛　　甘草　　干姜各三两　　五味子　　半夏各半升　　石膏二两

上九味，以水一升，先煮麻黄，减二升，去上沫，内诸药，煮取三升，去滓。强人服一升，羸者减之。日三服。小儿服四合。

附方

《外台》炙甘草汤　治肺痿涎唾多，心中温温液液者方见虚劳中。

《千金》甘草汤

甘草

上一味，以水三升，煮减半，分温三服。

《千金》生姜甘草汤　治肺痿咳唾，涎沫不止，咽燥而渴。

生姜五两　人参三两　甘草四两　大枣十五枚

上四味，以水七升，煮取三升，分温三服。

《千金》桂枝去芍药加皂荚汤　治肺痿吐涎沫。

桂枝　生姜各二两　甘草二两　大枣十枚　皂荚一枚，去皮子，炙焦

上五味，以水七升，微微火煮取三升，分温三服。

《外台》桔梗白散　治咳而胸满，振寒，脉数，咽干不渴，时出浊唾腥臭，久久吐脓如米粥者，为肺痈。

桔梗　贝母各三分　巴豆一分，去皮，熬研如脂

上三味，为散，强人饮服半钱匕，羸者减之。病在膈上者，吐脓血；膈下者泻出；若下多不止，饮冷水一杯则定。

《千金》苇茎汤　治咳有微热，烦满，胸中甲错，是为肺痈。

苇茎二升　薏苡仁半升　桃仁五十枚　瓜瓣半升

上四味，以水一斗，先煮苇茎，得五升，去滓，内诸药，煮取二升，服一升，再服，当吐如脓。

肺痈胸满胀，一身面目浮肿，鼻塞清涕出，不闻香臭酸辛，咳逆上气，喘鸣迫塞，葶苈大枣泻肺汤主之。方见上。三日一剂，可至三四剂，此先服小青龙汤一剂乃进。小青龙方见咳嗽门中。

奔豚气病脉证治第八

论二首　方三首

师曰：病有奔豚，有吐脓，有惊怖，有火邪，此四部病，皆从惊发得之。师曰：奔豚，病从少腹起，上冲咽喉，发作欲死，复还止。皆从惊恐得之。

奔豚，气上冲胸，腹痛，往来寒热，奔豚汤主之。

奔豚汤方

甘草　芎䓖　当归各二两　半夏四两　黄芩二两
生葛五两　芍药二两　生姜四两　甘李根白皮一升

上九味，以水二斗，煮取五升，温服一升，日三夜一服。

发汗后，烧针令其汗，针处被寒，核起而赤者，必发奔豚，气从少腹上至心，灸其核上各一壮，与桂枝加桂汤主之。

桂枝加桂汤方

桂枝五两　芍药三两　甘草二两,炙　生姜三两　大
枣十二枚

上五味，以水七升，微火煮取三升，去滓，温
服一升。

发汗后，脐下悸者，欲作奔豚，茯苓桂枝甘草
大枣汤主之。

茯苓桂枝甘草大枣汤方

茯苓半斤　甘草二两,炙　大枣十五枚　桂枝四两

上四味，以甘澜水一斗，先煮茯苓，减二升，
内诸药，煮取三升，去滓，温服一升，日三服。甘
澜水法：取水二斗，置大盆内，以杓扬之，水上有珠子五六千颗相
逐，取用之。

胸痹心痛短气病脉证治第九

论一首 证一首 方十首

师曰：夫脉当取太过不及，阳微阴弦，即胸痹而痛，所以然者，责其极虚也。今阳虚知在上焦，所以胸痹、心痛者，以其阴弦故也。

平人，无寒热，短气不足以息者，实也。

胸痹之病，喘息咳唾，胸背痛，短气，寸口脉沉而迟，关上小紧数，栝楼薤白白酒汤主之。

栝楼薤白白酒汤方

栝楼实一枚，捣　薤白半升　白酒七升

上三味，同煮，取二升，分温再服。

胸痹，不得卧，心痛彻背者，栝楼薤白半夏汤主之。

栝楼薤白半夏汤方

栝楼实一枚，捣　　薤白三两　　半夏半升　　白酒一斗

上四味，同煮，取四升，温服一升，日三服。

胸痹，心中痞气，气结在胸，胸满，胁下逆抢心，枳实薤白桂枝汤主之；人参汤亦主之。

枳实薤白桂枝汤方

枳实四枚　　厚朴四两　　薤白半升　　桂枝一两　　栝楼实一枚，捣

上五味，以水五升，先煮枳实、厚朴，取二升，去滓，内诸药，煮数沸，分温三服。

人参汤方

人参　甘草　干姜　白术各三两

上四味，以水八升，煮取三升，温服一升，日三服。

胸痹，胸中气塞，短气，茯苓杏仁甘草汤主之；橘枳姜汤亦主之。

茯苓杏仁甘草汤方

茯苓三两　　杏仁五十粒　　甘草一两

上三味，以水一斗，煮取五升，温服一升，日三服，不差，更服。

橘皮枳实生姜汤方

橘皮一斤　　枳实三两　　生姜半斤

上三味，以水五升，煮取二升，分温再服。《肘后》、《千金》云：治胸痹，胸中愊愊如满，噎塞习习如痒，喉中涩燥，唾沫。

胸痹缓急者，薏苡人①附子散主之。

薏苡附子散方

薏苡仁十五两　大附子十枚，炮

上二味，杵为散，服方寸匕，日三服。

心中痞，诸逆心悬痛，桂枝生姜枳实汤主之。

桂枝生姜枳实汤方

桂枝　生姜各三两　枳实五枚

上三味，以水六升，煮取三升，分温三服。

心痛彻背，背痛彻心，乌头赤石脂丸主之。

乌头赤石脂丸方

蜀椒一两　一法二分　乌头一分，炮　附子半两，炮一法一分　干姜一两　一法一分　赤石脂一两　一法二分

上五味，末之，蜜丸如梧子大，先食服一丸，日三服。不知，稍加服。

九痛丸　治九种心痛。

附子三两，炮　生狼牙一两，炙香　巴豆一两，去皮心，

---

① 人：《金匮》、《二注》均无此字。

熬研如脂　人参　干姜　吴茱萸各一两

上六味，末之，炼蜜丸如梧子大，酒下，强人初服三丸，日三服；弱者二丸。兼治卒中恶，腹胀痛，口不能言。又治连年积冷，流注心胸痛，并冷冲上气，落马坠车血疾等，皆主之。忌口如常法。

腹满寒疝宿食病脉证治第十

论一首　脉证十六条　方十三首

跌阳脉微弦，法当腹满。不满者，必便难，两胠疼痛，此虚寒从下上也，当以①温药服之。

病者腹满，按之不痛为虚，痛者为实，可下之。舌黄未下者，下之黄自去。

腹满时减，复如故，此为寒，当与温药。

病者痿黄，躁而不渴，胸中寒实，而利不止者，死。

寸口脉弦者，即胁下拘急而痛，其人啬啬恶寒也。

---

① 以：《金匮》作"与"。

夫中寒家，喜欠。其人清涕出，发热色和者，善嚏。

中寒，其人下利，以里虚也，欲嚏不能，此人肚中寒。—云痛。

夫瘦人绕脐痛，必有风冷。谷气不行，而反下之，其气必冲；不冲者，心下则痞。

病腹满，发热十日，脉浮而数，饮食如故，厚朴七物汤主之。

厚朴七物汤方

厚朴半斤　甘草　大黄各三两　大枣十枚　枳实五枚　桂枝二两　生姜五两

上七味，以水一斗，煮取四升，温服八合，日三服。呕者，加半夏五合；下利，去大黄；寒多者，加生姜至半斤。

腹中寒气，雷鸣切痛，胸胁逆满，呕吐，附子粳米汤主之。

附子粳米汤方

附子—枚，炮　半夏半升　甘草—两　大枣十枚　粳米半升

上五味，以水八升，煮米熟汤成，去滓，温服

一升，日三服。

痛而闭者，厚朴三物汤主之。

厚朴三物汤方

厚朴八两　大黄四两　枳实五枚

上三味，以水一斗二升，先煮二味，取五升，内大黄，煮取三升，温服一升。以利为度。

按之心下满痛者，此为实也，当下之，宜大柴胡汤。

大柴胡汤方

柴胡半斤　黄芩三两　芍药三两　半夏半升，洗　枳实四枚，炙　大黄二两①　大枣十二枚　生姜五两

上八味，以水一斗二升，煮取六升，去滓，再煎，温服一升，日三服。

腹满不减，减不足言，当须下之，宜大承气汤。

大承气汤方　见前痉病中

心胸中大寒痛，呕不能饮食，腹中寒，上冲皮起，出见有头足，上下痛而不可触近，大建中汤主之。

---

① 　二两：《金匮》作"四两"。

大建中汤方

蜀椒二合，去汗　　干姜四两　　人参二两

上三味，以水四升，煮取二升，去滓，内胶饴一升，微火煎取一升半，分温再服；如一炊顷，可饮粥二升，后更服。当一日食糜，温覆之。

胁下偏痛，发热，其脉紧弦，此寒也。以温药下之，宜大黄附子汤。

大黄附子汤方

大黄三两　　附子三枚，炮　　细辛二两

上三味，以水五升，煮取二升，分温三服。若强人煮取二升半，分温三服；服后如人行四五里，进一服。

寒气厥逆，赤丸主之。

赤丸方

茯苓四两　　半夏四两，洗，一方用桂　　乌头二两，炮
细辛一两，《千金》作人参

上四味，末之，内真朱为色，炼蜜为丸如麻子大。先食酒饮下三丸，日再夜一服。不知，稍增之，以知为度。

腹痛，脉弦而紧，弦则卫气不行，即恶寒；紧则不欲食。邪正相搏，即为寒疝。寒疝绕脐痛，若

发则白津出，手足厥冷，其脉沉紧者，大乌头煎主之。

乌头煎方

乌头大者五枚，熬，去皮，不哎咀

上以水三升，煮取一升，去滓，内蜜二升，煎令水气尽，取二升。强人服七合，弱人服五合。不差，明日更服，不可一日再服。

寒疝，腹中痛，及胁痛里急者，当归生姜羊肉汤主之。

当归生姜羊肉汤方

当归三两　生姜五两　羊肉一斤

上三味，以水八升，煮取三升，温服七合，日三服。若寒多者，加生姜成一斤；痛多而呕者，加橘皮二两，白术一两。加生姜者，亦加水五升，煮取三升二合，服之。

寒疝，腹中痛，逆冷，手足不仁，若身疼痛，灸刺诸药不能治，抵当乌头桂枝汤主之。

乌头桂枝汤方

乌头

上一味，以蜜二斤，煎减半，去滓，以桂枝汤五合解之，令得一升后，初服二合；不知，即服三

合；又不知，复加至五合。其知者，如醉状，得吐
者为中病。

桂枝汤方

桂枝三两，去皮　芍药三两　甘草二两，炙　生姜三
两　大枣十二枚

上五味，锉，以水七升，微火煮取三升，去
滓。

其脉数而紧，乃弦，状如弓弦，按之不移。脉
数弦者，当下其寒；脉紧大而迟者，必心下坚；脉
大而紧者，阳中有阴，可下之。

附方

《外台》乌头汤　治寒疝腹中绞痛，贼风入攻五
脏，拘急不得转侧，发作有时，使人阴缩，手足厥
逆。方见上

《外台》柴胡桂枝汤方　治心腹卒中痛者。

柴胡四两　黄芩　人参　芍药　桂枝　生姜各一
两半　甘草一两　半夏二合半　大枣六枚

上九味，以水六升，煮取三升，温服一升，日
三服。

《外台》走马汤　治中恶心痛腹胀，大便不通。

巴豆二枚，去皮心，熬　杏仁二枚

上二味，以绵缠捶令碎，热汤二合，捻取白

汁，饮之当下，老小量之。通治飞尸鬼击病。

问曰：人病有宿食，何以别之？师曰：寸口脉浮而大，按之反涩，尺中亦微而涩，故知有宿食，大承气汤主之。

脉数而滑者，实也，此有宿食，下之愈，宜大承气汤。

下利不欲食者，有宿食也，当下之，宜大承气汤。

大承气汤方 见前痉病中

宿食在上脘，当吐之，宜瓜蒂散。

瓜蒂散方

瓜蒂一分，熬黄　赤小豆一分，煮

上二味，杵为散，以香豉七合煮取汁，和散一钱匕，温服之，不吐者，少加之，以快吐为度而止。亡血及虚者，不可与之。

脉紧如转索无常者，有宿食也。

脉紧，头痛，风寒，腹中有宿食不化也。一云：寸口脉紧。

五脏风寒积聚病脉证并治第十一

论二首　脉证十七条　方二首

肺中风者，口燥而喘，身运而重，冒而肿胀。

肺者，手太阴燥金，与足太阴同为湿化，内主音声，外合皮毛，居上焦阳部，行荣卫，在五行生克，畏火克木，今为风中之。夫风者，内应肝木之气，得火反侮所不胜之金。然木之子，火也，火必随木而至，风能胜湿，热能燥液，故为口燥；风火皆阳，二者合则动摇不宁。动于肺则燥其所液之湿；鼓其音声，有出难入，而作喘鸣；动于荣卫，鼓其脉络、肌肉，则身运、作肿胀。虽然，此特风中于肺，失其运用之一证耳。若《内经》所论：肺风者，多汗、恶风、色白、时咳，昼差暮剧，是又叙其邪在肺，作病状如是。各立一义，以为例耳。然后人自此而推，皆可得之其在脏、在舍、在经络。凡所见之病，不患其不备也。余脏皆然。

肺中寒，吐浊涕。

肺者，阴也；居阳部，故曰阳中之阴；谓之娇脏，恶热复恶寒；过热则伤所禀之阴，过寒则伤所部之阳；为相傅之官，布化气液，行诸内外。阳伤则气耗，阴伤则气①衰。今寒中之，则气液蓄于胸，而成浊饮，唾出于口；蓄于经脉，乃成浊涕，流出于鼻，以鼻是肺脏呼吸之门也。

肺死脏，浮之虚，按之弱如葱叶，下无根者，死。

肺金主秋，当夏至四十五日后，阴气微上，阳气微下之时，《内经》论其平脉曰：气来轻虚以浮，来急去散。又曰：微毛为有胃气。又曰：厌厌聂聂，如落榆叶状。其阴阳微上下之象如此。又曰死脉，则为真肺脉至，大而虚，如毛羽中人肤。又曰：来如物之浮，如风吹毛。又曰：但毛无胃。则是阳气不下，阴气不上，盛阳当变阴而不变，既不收敛，又不和缓，惟浮欲散，死可知已。因火克金而阴亡，《内经》谓其不过三日死，正与此同。盖阴者阳之根，浮者有之，沉者亦有之，根壮而后枝叶茂。叙平脉惟贵轻虚以浮，非全无沉者。但浮沉皆止三菽之重耳，不欲其如石之沉也。今浮之虚，按之又弱如葱叶，于三菽其有几哉？越人曰：肝与肺有生熟浮沉之异，生浮则熟沉，生沉则熟浮。盖阳极生阴，阴极生阳，更始体用之气在二脏，故二脏之气亦如之。缘肺居阳部，故体轻浮，主气以象阳，阳极变阴，故用收敛以象阴；

---

① 气：《二注》作"液"。律以上下文，作"液"，似是。

肝居阴部，故体重沉，藏血以象阴，阴极变阳，故用升发以象阳。浮沉正此耳。五脏阴阳，各具一体用，不可不察。

肝中风者，头目眴，两胁痛，行常伛，令人嗜甘。

五气在天为风，在地为木，在脏为肝，与筋合，肝之筋与经脉皆出足大指之端，过股内，上循两胁，出胸中，至于巅。今中于风，则动摇，上者为头目眴；风甚则亢，亢则害，承乃制，兼金之化，于是血液皆衰，经络尽从收敛而急束，故两胁痛，不能俯仰，伛而行。经曰：肝苦急，急食甘以缓之。故令嗜甘也。若《内经》肝风之状：多汗、恶风、善悲、色苍、嗌干、善怒、时憎女子。此又并其脏之性①用而言也。

肝中寒者，两臂不举，舌本燥，喜太息，胸中痛，不得转侧，食则吐而汗出也。《脉经》、《千金》云：时盗汗咳，食已吐其汁。

肝者，阴之阳，其气温和，启陈舒荣，而魂居之，并神出入；所畏者金也。金性凉，其气收敛、肃杀，故克之，今②更中寒，金乃水之母，母必从子而至，以害其木，凝泣气血，生化失职，不荣于上之筋脉，则两臂

---

① 性：《二注》作“体”，似是。
② 今：《二注》作“令”，似是。

不举矣。

肝死脏，浮之弱，按之如索不来，或曲如蛇行者死。

肝著，其人常欲蹈其胸上，先未苦时，但欲饮热，旋覆花汤主之。臣亿等校诸本旋覆花汤，皆同。

心中风者，翕翕发热，不能起，心中饥，食即呕吐。

心中寒者，其人苦病心如啖蒜状，剧者心痛彻背，背痛彻心，譬如蛊注，其脉浮者，自吐乃愈。

心伤者，其人劳倦，即头面赤而下重，心中痛而自烦，发热，当脐跳，其脉弦，此为心脏伤所致也。

《内经》曰：心者，君主之官，神明出焉；主明则下安，否则十二官危矣，形乃大伤。主不明则十二官危，况所安之宅乎？仲景谓心伤者，心之神因七情所伤也。盖神乃气之主帅，气乃神之从卒，情乱则神迁，迁则脏真之气应之而乱，久则衰，衰则心伤矣。心既伤，而复加之劳役，脏之真阴不能持守其火，而火乱动，动则上炎，其头目即发赤；脏真从火炎，不从下行，而阴独在下，故重；心虚则肾水乘之，内作心痛而烦；外在经络之阳，不得入与脏通，故发热；心脉络于小肠，火气不行，伏鼓而动作，故当脐跳。仲景以弦脉为阴、为虚，今见于心之阳脏①，皆因心伤，所以得是脉也。

心死脏，浮之实如丸豆，按之益躁疾者死。

《内经》：心脉如钩，但钩无胃曰死；心脉来，前曲后居，如操带钩。又云：心脉至，坚而搏，如循薏苡子，累累然，乃死。心死脉，不可一象言，心脏气来，象虽不一，阴阳之道，未之或异。何也？心脉主夏，阳气盛极于阴始生之时，极而不能生阴者死，阴极而反胜其阳者亦死，以动静往来候之而已。来者候其阳，去者候其阴，来盛而去衰如钩，终乏雍容和缓气象，其能久而不死乎？和平之钩者，则后曲，若前曲者，反之也②。所以如操带钩，无胃气故也。阴阳生化，从守其脏，若薏苡子短数而动，又能无死乎？动如麻豆，殆与薏苡子象同。益躁疾者，气脱亡阴也，故主死。

邪哭使魂魄不安者，血气少也；血气少者，属于心，心气虚者，其人则畏，合目欲眠，梦远行而精神离散，魂魄妄行。阴气衰者为癫，阳气衰者为狂。

---

① 阳脏：《二注》作"阴脏"。
② 则后曲，若前曲者，反之也：《二注》作"则前曲后居之反也"。

神之所任物而不乱者，由气血维持而养之以静也。若气血衰少，则神失所养而不宁。并神出入者谓之魂，守神之舍者谓之魄，神不宁则悲，悲则魂魄不安矣。心与目内外相关，目开则神存于心中而应宁，目合则神散于外而妄行，故畏合目。经云：阳盛则梦飞，阴盛则梦坠。今以虚不以盛，故梦远而不飞坠耳。所言癫狂，非阴阳上下相并之病，乃独指心脏，分气血、阴阳相倾也。盖阴在内，为阳之守；阳在外，为阴之卫。若阴气衰，阳气并于内，神亦入于阴，故癫；癫病者，神与声皆闭藏而不发。若阳气衰，阴气并于外，神亦出于阳，故狂；狂病者，神与声皆散乱而妄动也。

脾中风者，翕翕发热，形如醉人，腹中烦重，皮目瞤瞤而短气。

风，阳邪也，内应肝。在心脏者尚有翕翕发热，况脾属土，是贼邪乎？故外掣其皮目瞤瞤，内乱其意如醉人，而腹中烦也。脾受贼邪，气力散解，故重而短气，且《内经》：脾风者，身体怠惰，四肢不欲动，当不止腹中烦重而已。

脾死脏，浮之大坚，按之如覆杯，洁洁状如摇者死。臣亿等详五脏各有中风中寒，今脾只载中风，肾中风、中寒俱不载者，以古文简乱极多，去古既远，无文可以补缀也。

《内经》：死脾脉至，脉来坚锐，如雀之啄①，如鸟之距，状其独阴独阳而不柔和也；如屋之漏，状其动止之不常也；如水之流，状其去之无节也；如弱而乍数乍疏，状其进退无度也。今浮之大坚，非类鸟啄乎？按之如覆杯，非类鸟距乎？洁洁如摇者，非类屋漏与乍数乍疏乎？

趺阳脉浮而涩，浮则胃气强，涩则小便数，浮涩相搏，大便则坚，其脾为约，麻子仁丸主之。

麻子仁丸方

麻子仁二升　芍药半斤　枳实一斤　大黄一斤　厚朴一尺　杏仁一升

上六味，末之，炼蜜和丸梧子大，饮服十丸，日三，以知为度。

肾著之病，其人身体重，腰中冷，如坐水中，形如水状，反不渴，小便自利，饮食如故，病属下焦。身劳汗出，衣一作表里冷湿，久久得之，腰以下冷痛，腹重如带五千钱，甘姜苓术汤主之。

甘草干姜茯苓白术汤方

白术二两　甘草二两　干姜四两　茯苓四两

上四味，以水五升，煮取三升，分温三服，腰

---

① 雀之啄：《素问·平人气象论》作"鸟之喙"。

中即温。

肾死脏，浮之坚，按之乱如转丸，益下入尺中者，死。

《内经》：死肾脉来，发如夺索，辟辟如弹石。又谓：搏而绝，如指弹石辟辟然。是皆无胃气，而天真之气已亡，惟真脏之残阴随呼吸而动，以形本脏所禀之象耳，今之所谓者亦然。浮以候外，外，阳也；坚者，犹弹石夺索，乃真阴出于阳也。按以候里，里，阴也；动则为阳，乱动如转丸，乃真阳将脱，动无伦序，不能去来，惟系息于其中。若益入尺，是阴阳离决，死兆彰彰矣。

问曰：三焦竭①，上焦竭善噫，何谓也？师曰：上焦受中焦气未和，不能消谷，故能噫耳；下焦竭，即遗溺失便，其气不和，不能自禁制，不须治，久则愈。

竭者，涸也。上焦属心肺，一阴一阳之部，肺主气，心主血，以行荣卫，为气为血。有一衰弱，则荣卫不能相持而行，上焦之化政竭矣；虽受中焦谷气，亦不消散而聚于胸中，必待噫而出之。下焦属肝肾，亦是一阴一阳之部，肾主闭藏，肝主疏泄，其气不和，则荣不能内守，卫亦不能外固；下焦如渎，气化之政竭矣，故小便

---

① 三焦竭：此下《金匮》有"部"字，《二注》有"者"字。

不禁而遗溺也。久则荣卫和，则自愈。尝考《伤寒论·脉法》中云：寸口脉微而涩，微者卫气不行，涩者荣不逮，荣卫不能相将，三焦无所仰，不归其部。上焦不归者，噫而吞酸；中焦不归者，不能消谷引食；下焦不归者，则遗溺。正此之谓。噫者，《内经》谓出于心；又以为出于胃。《灵枢》以为脾是动，痛为噫。如是，则噫不惟出于上焦，而中焦亦噫也。《内经》以督脉所生病为遗溺；《灵枢》以肝所生病为遗溺，则遗溺亦不惟此已。

师曰：热在上焦者，因咳为肺痿；热在中焦者，则为坚；热在下焦者，则尿血，亦令淋秘不通。大肠有寒者，多鹜溏；有热者，便肠垢。小肠有寒者，其人下重便血；有热者，必痔。

热在上焦为肺痿，义同肺痿条；热在中焦为坚满，亦与脾约同义；热在下焦尿血及淋闭者，三焦下输，入络膀胱，即与《内经》胞移热于膀胱，为癃溺意同。盖膀胱为州都之官，气化而溺出焉。热在血，则血渗入膀胱，尿而出之；热在气，气郁成燥，水液因凝，故小便赤而淋闭不通。虽淋闭属气郁，亦有属血者。气病溺色白，血病溺色赤。此论为热在下焦，下焦固不独膀胱，若肾、若肝、若小肠，皆居下焦，各能积热。如胞之移热膀胱者，入则必自其窍出之。亦有不因下焦而溺血者，如《内经》：悲哀太过，阳气内动，发则心下崩，数溲血之类。病各有标本，且治法曰：先病治其本，凡遇是

100

证，未可独以下焦热一语，而更不求其所来。淋闭亦然。鹜溏者，大肠寒，则阳衰不能坚实糟粕，故屎薄而中有少结，如鹜屎也。肠垢者，大肠属金、主液，有热则就燥，郁滞其液，涩而不行，积为肠垢，若脓若涕，频并窘迫，后重下而不彻。亦有垢不因大肠移热而生者。小肠后重下血，正与《内经》所谓结阴下血相类。小肠属火，为心之腑；心主血，小肠寒，则阳不得越，因郁为下重，血亦不入于脉，随其所郁而便下。然亦有便血因火热而溢者，不惟小肠而已。小肠有热痔者，小肠从脐下入大肠、肛门，由肛门总为大小肠出入之门户也。然大肠筋脉横解者，亦为痔；督脉生病者，亦作痔。仲景举小肠寒热病中，因心及之耳。

问曰：病有积、有聚、有䅽气，何谓也？师曰：积者脏病也，终不移；聚者，腑病也，发作有时，展转痛移，为可治；䅽气者，胁下痛，按之则愈，复发为䅽气。诸积大法：脉来细而附骨者，乃积也。寸口积在胸中；微出寸口，积在喉中；关上积在脐傍；上关上，积在心下；微下关，积在少腹。尺中积在气冲；脉出左，积在左；脉出右，积在右；脉两出，积在中央，各以其部处之。

仲景立积聚之名，盖以脏者，阴也；腑者，阳也。阳动而阴静。脏主血，脏病则血凝，凝故不移，而名曰积；腑主气，腑病则气停，停则终必动，而名曰聚。䅽

101

气者，即首章檗饪之邪，从口入，宿食之气也。胁下，脾之募，章门穴在其处，凡饮食入胃，输精于脾，脾若不胜其气之所宜者，则不布三阴，而积之于募，故按之则所积之气开，而痛暂愈，后集则又痛，是名檗气。盖饮食之气味，各有所喜入之脏，宁无从其所入之处而病者乎？及①胁下痛，亦非独檗气也，悬饮亦痛，寒邪泣血在肝亦痛，但按之散与不散为异耳。虽然，寒气之客于小络者，按之痛亦愈。及考《内经》、《灵枢》，有积、瘕，而无聚，仲景去瘕而名聚；《内经》不分积瘕、动静，仲景分属之；《灵枢》有著筋经之动静，仲景不言此，及巢氏又增之为四：曰积、曰聚、曰癥、曰瘕。积聚，脏腑虚弱，受风邪搏气之所致也；癥瘕，由饮食不消，聚结渐长所致。盘牢不移者，癥也；可以推移者，瘕也。陈无择遂以积聚气结者属肺，癥瘕血结者属肝，更有五脏相传之积。此与仲景所名又不同矣。《内经》、《灵枢》以风寒、饮食、七情杂然②为积瘕之邪，巢氏、陈氏分之如此；仲景独以动静立名，又不关于《内经》、《灵枢》，巢氏或因仲景不言其邪，遂有四者之名，陈氏又从而立肺肝之名，吁！名愈分而理愈不明。名以人立，固从时迁可也，邪可迁乎哉？《内经》、《灵枢》未尝以风寒不病血，饮食不病气，而乃纷纷若是，古之然耶？今之然耶？

---

① 及：《二注》作"故"，似是。
② 杂然：《二注》作"俱"。考之文义，作"俱"，似是。

痰饮咳嗽病脉证并治第十二

论一首　脉证二十一条　方十九首

问曰：夫饮有四，何谓也？师曰：有痰饮、有悬饮、有溢饮、有支饮。

问曰：四饮何以为异？师曰：其人素盛今瘦，水走肠间，沥沥有声，谓之痰饮；饮后水流在胁下，咳唾引痛，谓之悬饮；饮水流行，归于四肢，当汗出而不汗出，身体疼重，谓之溢饮；咳逆倚息，气短不得卧，其形如肿，谓之支饮。

水性走下，而高原之水流入于川，川入于海，塞其川则洪水泛溢。而人之饮水亦若是。《内经》曰：饮入于胃，游溢精气，上输于脾，脾气散精，上归于肺，通调水道，下输膀胱，水精四布，五经并行。今所饮之水，或因脾土壅塞而不行，或因肺气涩滞而不通，以致流溢，随处停积。水走肠间者，大肠属金，主气；小肠属火。水与火气相搏，气火皆动，故水入不得，流走肠间，沥沥有声，是名痰饮。然肠胃与肌肤为合，素受水谷之气，长养而肥盛，今为水所病，故肌肉消瘦也。水入胁下者，属足少阳经，少阳经脉从缺盆下胸中，循胁里，过季胁之部分。其经多气，属相火，今为水所积，其气不利，从火上逆胸中，遂为咳吐，吊引胁下痛，是名悬饮。水泛溢于表，表，阳也；流入四肢者，四肢为诸阳之本，十二经脉之所起。水至其处，若不胜其表之阳，则水散当为汗出。今不汗，是阳不胜水，反被阻碍经脉、荣卫之行，故身体疼重，是名溢饮。水流入肠间，宗气不利，阳不得升，阴不得降，呼吸之息，与水逆于其间，遂作咳逆倚息、短气不得卧；荣卫皆不利，故形如肿也。是名支饮。

水在心，心下坚筑①，短气，恶水，不欲饮。

心属火，火，阳也，阳主动；肾属水，水，阴也，阴主静。静则坚，今水在心下，水克火，水守于外，故坚。火内郁不宁，故筑筑然动而短气；水既外停，故恶水不欲饮也。

水在肺，吐涎沫，欲饮水。

仲景凡出病候，随其脏气变动而言之，不拘定于何邪也。如吐涎沫属肺脏，在肺痿证中者，上焦有热者，肺虚冷者，皆吐涎沫，今水在肺亦然。盖肺主气，行荣

---

① 筑：敲击，舂捣。

卫，布津液，诸邪伤之，皆足以闭塞气道，以致荣卫不行，津液不布，气停液聚，变成涎沫而吐出之。若咳若渴者，亦肺候也，皆无冷热之分。但邪与气相击则咳，不击则不咳；津液不燥其①玄府则不渴，燥之则渴。随所变而出其病，亦不止于是也。而在他证方后更立加减法，便见仲景之意。

水在脾，少气身重。

脾居中焦，与胃为表里，受谷化精，输于五脏百骸。脾实则中气强盛，体肉轻健。今水在脾而脾病矣。中虚则少气，肌肉不得所养，唯受水气，水，阴也，故身重。

水在肝，胁下支满，嚏而痛。

肝有两叶，布在胁下，经脉亦循于是，与少阳胆为表里。今水客于肝，表里气停，故支满；嚏者，气喷出也。少阳属火，火郁则有时而发，邪虽发动，不得布散，惟上冲于鼻额，故作嚏，吊引胁下气结而痛。《原病式》曰：嚏以鼻痒，喷而作声。鼻为肺窍，痒为火化，火干阳明，痒为嚏也。

水在肾，心下悸。

心属火而宅神，畏水者也。今水在肾，肾水愈盛，上乘于心，火气内郁，神灵不安，故作悸动，筑筑然惧也。

---

① 燥其：《二注》作"充其"。

105

夫心下有留饮，其人背寒冷如手大。

心之俞出于背。背，阳也。心有留饮，则火气不行，惟是寒饮注其俞，出于背。寒冷如掌大，论其俞之处，明其背之非尽寒也。

留饮者，胁下痛引缺盆，咳嗽则辄已。一作转甚。

胁下为厥阴之支络，循胸出胁下；足厥阴脉布胁肋，而缺盆是三阳俱入，然独足少阳从缺盆过季胁。饮留胁下，阻碍厥阴、少阳之经络不得疏通，肝苦急，气不通，故痛；少阳上引缺盆，故咳嗽则气攻冲其所结者，通而痛辄已。注以"辄已"作"转甚"，于义亦通，如上条悬饮咳而痛者同也。

胸中有留饮，其人短气而渴，四肢历节痛；脉沉者，有留饮。

胸中者，肺部也；肺主气以朝百脉，治节出焉。饮留胸中，宗气之呼吸难以布息，故短气；气不布则津液不化而膈燥，是以渴也；足厥阴肝脏主筋、束骨而利关节，其经脉上贯于膈，而胆之经亦下胸中贯膈。夫饮者，即湿也，其湿喜流关节，从经脉流而入之，作四肢历节痛。留饮，水类也，所以脉亦沉也。

膈上病痰，满喘咳吐，发则寒热，背痛腰疼，目泣自出，其人振振身𥆧剧，必有伏饮。

膈上，表分也，病痰满喘咳，乃在表之三阳，皆郁

106

而不伸，极则化火，冲动膈上之痰吐发。然膈间之伏饮则留而不出，因其不出，则三阳之气虽动，尚被伏饮所抑，足太阳经屈而不伸，乃作寒热、腰背疼痛。其经上至目内眦，故目泣自出。足少阳经气属风火之化，被抑不散，并于阳明，屈在肌肉之分，故振振身瞤而剧也。是条首以痰言，末以饮言，二者有阴阳水火之分：痰从火而上，熬成其浊，故名曰痰；饮由水湿留积不散而清，故名曰饮。亦是五行水清火浊之义。

夫病人饮水多，必暴喘满，凡食少饮多，水停心下，甚者则悸，微者短气。脉双弦者寒也，皆大下后喜虚；脉偏弦者饮也。

饮水多留于膈，膈气不行，则喘满，食少；胃气虚复多饮，胃土不能运水，水停心下，心火畏水，甚则神不安，为怔忡惊悸；微者，阳独郁而为短气。夫脉弦者，为虚、为水。若两寸皆弦，则是大下之后，阳气虚寒所致；若偏见弦，则是积水之处也。

肺饮不弦，但苦喘短气。

脉弦为水、为饮。今肺饮而曰不弦，何也？水积则弦，未积则不弦，非谓肺饮尽不弦也。此言饮水未积，犹得害其阳，虽不为他病，亦适成其苦喘短气也。

支饮亦喘而不能卧，加短气，其脉平也。

脉平当无病，何以有病而反平也？正与上条不弦意同，明其虽有支饮尚不留伏、不停积，以其在上焦，未及胸中，不伤经脉，故脉平。然终碍其阴阳升降，故喘不能卧、短气耳。

病痰饮者，当以温药和之。

痰饮由水停也，得寒则聚，得温则行；况水行从乎气，温药能发越阳气，开腠理，通水道也。

心下有痰饮，胸胁支满，目眩，苓桂术甘汤主之。

茯苓桂枝白术甘草汤方

茯苓四两　桂枝　白术各三两　甘草二两

上四味，以水六升，煮取三升，分温三服，小便则利。

心包络脉循胁出胸下，《灵枢》曰：胞络，是动则胸胁支满，此痰饮积其处而为病也。目者，心之使。心有痰水，精不上注于目，故眩。《本草》：茯苓能治痰水，伐肾邪。痰，水类也；治水必自小便出之。然其水淡渗，手太阴引入膀胱，故用为君；桂枝乃手少阴经药，能调阳气，开经络，况痰水得温则行，用之为臣；白术除风眩，燥痰水，除胀满，以佐茯苓；然中满勿食甘，用甘草何也？盖桂枝之辛，得甘则佐其发散，和其热而使不僭也；复益土以制水，甘草有茯苓则不支满而反渗泄。《本草》曰：甘草能下气、除烦满也。

108

夫短气有微饮，当从小便去之，苓桂术甘汤主之方见上；肾气丸亦主之方见妇人杂病中。

微饮而短气，由水饮停蓄，致三焦之气升降呼吸不前也。二方各有所主：苓桂术甘汤主饮在阳，呼气之短；肾气丸主饮在阴，吸气之短。盖呼者出心肺，吸者出肾肝。茯苓入手太阴，桂枝入手少阴，皆轻清之剂，治其阳也；地黄入足少阴，山萸入足厥阴，皆重浊之剂，治其阴也。一证二方，岂无故哉？

病者脉伏，其人欲自利，利反快，虽利，心下续坚满，此为留饮欲去故也。甘遂半夏汤主之。

甘遂半夏汤方

甘遂大者，三枚　半夏十二枚　以水一升，煮取半升，去滓　芍药五枚　甘草如指大一枚，炙　一本作无。

上四味，以水二升，煮取半升，去滓，以蜜半升，和药汁，煎取八合，顿服之。

仲景尝谓：天枢开发，胃和脉生。今留饮之塞中焦，以致天真不得流通，胃气不得转输，脉隐伏而不显。留饮必自利，自利而反快者，中焦所塞暂通也。通而复积，续坚满，必更用药尽逐之。然欲直达，攻其积饮，莫若甘遂快利，用之为君；欲和脾胃，除心下坚，又必以半夏佐之；然芍药停湿，何留饮用之乎？甘草相反甘遂，何一方兼用之？盖芍药之酸，以其留饮下行，甘遂泄之，《本草》谓其独去水气也。甘草缓甘遂之性，使不急速，

109

徘徊逐其所留；入蜜亦此意也。然心下者，脾胃部也，脾胃属土，土由木郁其中，而成坚满，非甘草不能补土；非芍药不能伐木，又可佐半夏和胃消坚也。雷公炮炙法有甘草汤浸甘遂者也。

脉浮而细滑，伤饮。

脉之大小，皆从气血虚实变见者也。伤于饮，则气虚而脉浮，血虚则脉细；阳火被郁，则微热而脉滑也。

脉弦数，有寒饮，冬夏难治。

此言其脉邪之不相应也。寒饮反见数脉，数脉是热。《内经》有用热远热，有①用寒远寒之戒。在夏用热药治饮，则数脉愈增；在冬用寒药治热，则寒饮愈盛。皆伐天和，所以在冬夏难也。在春秋或可适其寒温而消息之。

脉沉而弦者，悬饮内痛。

病悬饮者，十枣汤主之。

十枣汤方

芫花熬　甘遂　大戟各等分

上三味，捣筛，以水一升五合，先煮肥大枣十枚，取八合，去滓，内药末，强人服一钱匕，羸人服半钱，平旦温服之，不下者，明日更加半钱，得

---

①　有：康本无此字，似是。

快之后，糜粥自养。

脉沉，病在里也。凡弦者，为痛、为饮、为癖。悬饮结积在内作痛，故脉见沉弦。此条言病脉而不言药，后出一条，言药而不言病脉，可知悬饮之痛①不止上条。《伤寒》中悬饮亦用是汤，则知十枣汤之治悬饮之证最多也。予故将下条粘连上条。成注谓：芫花之辛，以散饮；甘遂、大戟之苦，以泄水；大枣之甘，益脾而胜水也。

病溢饮者，当发其汗，大青龙汤主之；小青龙汤亦主之。

大青龙汤方

麻黄六两，去节　桂枝二两，去皮　甘草二两，炙　杏仁四十个，去皮尖　生姜三两　大枣十二枚　石膏如鸡子大，碎

上七味，以水九升，先煮麻黄，减二升，去上沫，内诸药，煮取三升，去滓，温服一升，取微似汗，汗多者温粉粉之。

小青龙汤方

麻黄去节，三两　芍药三两　五味子半升　干姜三两甘草三两，炙　细辛三两　桂枝三两，去皮　半夏半升，汤洗

---

① 痛：康本作"病"，似是。

上八味，以水一斗，先煮麻黄，减二升，去上沫，内诸药，煮取三升，去滓，温服一升。

《伤寒论》寒邪伤荣，麻黄汤；风邪伤卫，桂枝汤；风寒两伤荣卫者，出方不出证，又何也？盖溢饮之证，已见篇首，故不重出。水饮溢出于表，荣卫尽为不利，犹伤寒荣卫两伤，故必发汗以散水，而后荣卫行，经脉行则四肢之水亦消矣。

膈间支饮，其人喘满，心下痞坚，面色黧黑，其脉沉紧，得之数十日，医吐下之不愈，木防己汤主之，虚者即愈，实者三日复发，复与不愈者，宜木防己汤去石膏加茯苓芒硝汤主之。

木防己汤方

木防己三两　石膏十二枚, 鸡子大　桂枝二两　人参四两

上四味，以水六升，煮取二升，分温再服。

木防己去石膏加茯苓芒硝汤方

木防己　桂枝各二两　芒硝三合　人参　茯苓各四两

上五味，以水六升，煮取二升，去滓，内芒硝，再微煎，分温再服，微利则愈。

心肺在膈上。肺主气，心主血。今支饮在膈间，气血皆不通利。气为阳，主动；血为阴，主静。气不利，则与水同逆于肺而为喘满；血不利，则与水杂揉，结于

心下而为痞坚。肾气上应水饮，肾气之色黑，血凝之色亦黑，故黧黑之色亦见于面也。脉沉为水，紧为寒，非别有寒邪，即水气之寒也，医虽以吐下之法治，然药不切于病，故不愈。用木防己者，味辛温，能散留饮结气，又主肺气喘满，所以用为主治；石膏味辛甘微寒，主心下逆气，清肺定喘；人参味甘温，治喘，破坚积，消痰饮，补心肺气不足，皆为防己之佐；桂枝味辛热，通血脉，开结气，且支饮得温则行，又宣导诸药，用之为使。若邪之浅，在气分多而虚者，服之即愈；若邪客之深，在血分多而实者，则愈后必再发。故石膏是阳中之治气者，则去之；加芒硝，味咸寒，阴分药也，治痰实结，赖之去坚消血癖；茯苓伐肾邪，治心下坚满，佐芒硝则行水之力益倍。

心下有支饮，其人苦冒眩，泽泻汤主之。

泽泻汤方

泽泻五两　白术二两

上二味，以水二升，煮取一升，分温再服。

《明理论》：眩为眼黑，冒为昏冒。《伤寒》之冒眩以阳虚，中风亦有眩冒，乃风之旋动也。《原病式》以昏冒由气热冲心也；目暗黑亦火热之郁。二论曰虚、曰风、曰火，各一其说。三者相因，未始相离，风火不由阳虚则不旋动；阳虚不由风火则不冒眩。盖伤寒者以寒覆其阳，阳郁化火，火动风生故也。风火之动，散乱其阳，则阳虚。湿饮者亦如伤寒之义。虽然，阳虚风火所致，然必各治其所主，寒者治寒，湿者治湿；察三者之轻重，以药佐之。此乃支饮之在心者，阻其阳之升降，郁而不行，上不充于头目，久则化火，火动风生而作旋运，故苦冒眩也。利小便以泄去支饮，和其中焦，则阳自升而风火自息矣。泽泻能开胃关，去伏水，泄支饮从小便出之；佐以白术和中益气，燥湿息风。药不在品味之多，惟要中病耳。

支饮胸满者，厚朴大黄汤主之。

厚朴大黄汤方

厚朴一尺　　大黄六两　　枳实四枚

上三味，以水五升，煮取二升，分温再服。

凡仲景方，多一味，减一药，与分两之更重轻，则异其名，异其治，有如转丸者，若此三味加芒硝，则谓之大承气，治内热腹实满之甚；无芒硝，则谓之小承气，治内热之微甚；厚朴多，则谓之厚朴三物汤，治热痛而闭。今三味以大黄多，名厚朴大黄汤，而治是证。上三药皆治实热而用之。此支饮胸满，何亦以是治之？倘胸满之外，复有热蓄之病，变迁不一，在上在下，通宜利之耶。胸满者下之，然此水饮也，不有热证，况胸满未为心下实坚，且胸中痞硬，脉浮，气上冲咽喉者，则半表半里和解之；至有医误下，为心下硬痛，名结胸者，以大陷胸汤下之；不甚痛，犹不可下，以小陷胸汤利之。

今支饮之胸满，遽用治中焦实热之重剂乎？是必有说，姑阙之。

支饮不得息，葶苈大枣泻肺汤主之。方见肺痈中
支饮留结，气塞胸中，故不得息。葶苈能破结、利饮，大枣通肺气、补中。此虽与肺痈异，而方相通者，盖支饮之与气未尝相离，支饮以津液所聚，气行则液行，气停则液聚，而气亦结。气，阳也；结亦化热，所以与肺痈热结者同治。

呕家本渴，渴者为欲解；今反不渴，心下有支饮故也，小半夏汤主之。《千金》云：小半夏加茯苓汤。
小半夏汤方
半夏一升　生姜半斤
上二味，以水七升，煮取一升半，分温再服。
呕家为有痰饮动中而欲出也；饮去尽而欲解矣。反不渴，是积饮所留。夫支饮者，由气不畅，结聚津液而成耳。半夏之味辛，其性燥，辛可散结，燥可胜湿；用生姜以制其悍。孙真人云：生姜，呕家之圣药。呕为气逆不散，故用生姜以散之。

腹满口舌干燥，此肠间有水气，己椒苈黄丸主之。
防己椒目葶苈大黄丸方
防己　椒目　葶苈熬　大黄各一两

上四味，末之，蜜丸如梧子大，先食饮服一丸，日三服，稍增，口中有津液，渴者加芒硝半两。

肺与大肠合为表里，肺本通调水道，下输膀胱，今不输膀胱，仅从其合，积于肠间。水积则金气不宣，郁成热为腹满；津液遂不上行，以成口燥舌干。用防己、椒目、葶苈，皆能利水，行积聚结气。而葶苈尤能利小肠。然肠胃受水谷之器，若邪实腹满者，非轻剂所能治，必加芒硝以泻之。

卒呕吐，心下痞，膈间有水，眩悸者，半夏加茯苓汤主之。

小半夏加茯苓汤方

半夏一升　生姜半斤　茯苓三两　一法四两

上三味，以水七升，煮取一升五合，分温再服。

心下痞，膈间有水；胀吐①者，阳气必不宣散也。经云：以辛散之。半夏、生姜皆味辛。《本草》：半夏可治膈上痰、心下坚、呕逆者；眩，亦上焦阳气虚，不能升发，所以半夏、生姜并治之；悸，则心受水凌，非半夏可独治，必加茯苓去水、下肾逆以安神，神安则悸愈也。

---

① 胀吐：《二注》作"眩悸"。

假令瘦人，脐下有悸，吐涎沫而癫眩，此水也，五苓散主之。

五苓散方

泽泻一两一分　猪苓三分，去皮　茯苓三分　白术三分　桂二分，去皮

上五味，为末，白饮服方寸匕，日三服，多饮暖水，汗出愈。

人瘦有禀形，有因病瘦者。金、土、水形之人肥，火、木形之人瘦。今云瘦人者，必非病瘦，乃禀形也。朱丹溪云：肥人多虚，瘦人多热。盖肥人由气不充于形，故虚多；瘦人由气实，故热多。肥人不耐热者，为热复伤气；瘦人不耐寒者，为寒复伤形。各损其不足故也。《巢氏病源》谓：邪入于阴则癫。瘦人火、木之盛，为水邪抑郁在阴，不得升发，鼓于脐下作悸；及至郁发，转入于阳，与正气相击，在头为眩；在筋脉为癫、为神昏；肾液上逆为涎沫吐出，故用五苓散治之。茯苓味甘，淡渗，泄水饮内蓄，故为君；猪苓味甘平，用为臣；白术味甘温，脾恶湿，水饮内蓄，则脾气不治，益脾胜湿，故为佐；泽泻味咸寒，为阴，泄泻导溺，必以咸为助，故为使；桂，味辛，热，肾恶燥，水蓄不利，则肾气燥，以辛润之，故亦为使；多饮暖水，令汗出愈者，以辛散水气，外泄得汗而解也。

附方

《外台》茯苓饮　治心胸中有停痰宿水，自吐出

117

水后，心胸间虚，气满不能食，消痰气，令能食。

茯苓　人参　白术各三两　枳实二两　橘皮二两半
生姜四两

上六味，以水六升，煮取一升八合，分温三服，如人行八九里进之。

此由上中二焦气弱，水饮入胃，脾不能转归于肺，肺不能通调水道，以致停积，为痰、为水。吐之则下气因而上逆，积于心胸，是谓虚，气满不能食。当先补益中气，以人参、白术下逆气，行停水；以茯苓逐积，消气满；以枳实调诸气，开脾胃；而宣扬推布上焦，发散凝滞，赖陈皮、生姜为使也。

咳家，其脉弦，为有水，十枣汤主之。方见上

《脉经》以弦为水气、为厥逆、为寒、为饮。风脉亦弦。若咳者，如水气，如厥逆，如寒，如风，皆能致咳。欲于弦脉而分诸邪，不亦难乎？设谓水邪之弦稍异，果何象乎？前条悬饮者沉弦，别论支饮者急弦，二者有沉、急之不同；而咳脉之弦，岂一字可尽？仲景尝论：水蓄之脉曰沉潜，今谓弦为水，其弦将仿佛有沉潜之象乎？将有沉急之象乎？凡遇是证是脉，必察色、闻声、问所苦，灼然合脉之水象，然后用是方下之。独据脉，恐难凭也。

夫有支饮家，咳烦，胸中痛者，不卒死，至一

118

百日或一岁，宜十枣汤。方见上

心肺在上，主胸中阳也；支饮乃水类，属阴。今支饮上入于阳，动肺则咳，动心则烦，搏击膈气则痛。若阳虚不禁其阴之所逼者，则荣卫绝而神亡，为之卒死矣。不卒死，犹延岁月，则其阳不甚虚，乃水入于肺，子乘母气所致也。

久咳数岁，其脉弱者可治，实大数者死，其脉虚者必苦冒，其人本有支饮在胸中故也，治属饮家。

咳逆倚息，不得卧，小青龙汤主之。方见上

青龙汤下已，多唾口燥，寸脉沉，尺脉微，手足厥逆，气从小腹上冲胸咽，手足痹，其面翕热如醉状，因复下流阴股，小便难，时复冒者，与茯苓桂枝五味甘草汤，治其气冲。

桂苓五味甘草汤方
茯苓四两　桂枝四两,去皮　甘草炙,三两　五味子半升

上四味，以水八升，煮取三升，去滓，分温三服。

冲气即低，而反更咳，胸满者，用桂苓五味甘草汤，去桂加干姜、细辛，以治其咳满。

苓甘五味姜辛汤方

茯苓四两　甘草　干姜　细辛各三两　五味半升

上五味，以水八升，煮取三升，去滓，温服半升，日三服。

咳满即止，而更复渴，冲气复发者，以细辛、干姜为热药故也；服之当遂渴，而渴反止者，为支饮也；支饮者，法当冒，冒者必呕，呕者，复内半夏，以去其水。

桂苓五味甘草去桂加干姜细辛半夏汤方

茯苓四两　甘草　细辛　干姜各二两　五味子半夏各半升

上六味，以水八升，煮取三升，去滓，温服半升，日三服。

水去呕止，其人形肿者，加杏仁主之；其证应内麻黄，以其人遂痹，故不内之。若逆而内之者，必厥。所以然者，以其人血虚，麻黄发其阳故也。

苓甘五味加姜辛半夏杏仁汤方

茯苓四两　甘草三两　五味半升　干姜三两　细辛三两　半夏半升　杏仁半升，去皮尖

上七味，以水一斗，煮取三升，去滓，温服半升，日三服。

120

若面热如醉，此为胃热，上冲熏其面，加大黄以利之。

苓甘五味加姜辛半杏大黄汤方

茯苓四两　　甘草三两　　五味半升　　干姜三两　　细辛三两　　半夏半升　　杏仁半升　　大黄三两

上八味，以水一斗，煮取三升，去滓，温服半升，日三服。

此首篇支饮之病也。以饮水，水性寒，下应于肾，肾气上逆于肺，肺为之不利，肺主行荣卫，肺不利则荣卫受病，犹外感风寒，心中有水证也，故亦用小青龙汤治。服后首变者，为水停未散，故多唾；津液未行，故口燥；水在膈上，则阳气衰，寸口脉沉；麻黄发阳，则阴血虚，故尺脉微；尺脉微，则肾气不得固守于下，冲任二脉相挟，从小腹冲逆而起矣。夫冲、任二脉与肾之大络同起肾下，出胞中，主血海；冲脉上行者至胸，下行者并足少阴入阴股，下抵足上，是动则厥逆；任脉至咽喉，上颐循面，故气冲胸咽；荣卫之行涩，经络时疏不通，手足不仁而痹，其面翕热如醉状，因复下流阴股，小便难；水在膈间，因火冲逆，阳气不得输上，故时复冒也。《内经》曰：诸逆冲上，皆属于火。又曰：冲脉为病，气逆里急。故用桂苓五味甘草汤先治冲气与肾燥。桂味辛热，散水寒之逆，开腠理，致津液以润之；茯苓甘淡，行津液，渗蓄水，利小便，伐肾邪，为臣；甘草味甘温，补中土，制肾气之逆；五味酸平，以收肺气；

《内经》曰：肺欲收，急食酸以收之。服此汤，冲气即止。因水在膈间不散，故再变而更咳、胸满，即用前方去桂加干姜、细辛散其未消之水寒，通行津液。服汤后咳满即止。三变而更复渴，冲气复发，以细辛、干姜乃热药，服之当遂渴。反不渴，支饮之水蓄积胸中故也。支饮在上，阻遏阳气，不布于头目，故冒；且冲气更逆，必从火炎而呕也。仍用前汤加半夏去水止呕。服汤后水去呕止。四变，水散行出表，表气不利，其人形肿，当用麻黄发汗散水；以其人遂痹，且血虚，麻黄发其阳，逆而内之，必厥，故不内，但加杏仁。杏仁微苦温，肾气上逆者，得之则降下；在表卫气，得之则利于行，故肿可消也。服汤后五变，因胃有热，循脉上冲于面，热如醉，加大黄以泄胃热。盖支饮证，其变始终不离小青龙之加减，足为万世法也。

先渴后呕，为水停心下，此属饮家，小半夏茯苓汤主之。方见上

消渴小便不利淋病脉证并治第十三

脉证九条　方六首

厥阴之为病，消渴，气上冲心，心中疼热，饥而不欲食，食即吐蛔。下之不肯止。

是证《伤寒论》厥阴症中，但曰吐蛔，下之利不止；此曰食即吐，下不止，岂食入便至于利下不止乎？成注曰：邪传厥阴，则热已深也。邪自太阳传至太阴，止咽干，未成渴；传少阴，止口燥舌干而渴，未成消；传至厥阴，热甚多饮水，乃成消渴也。饮水多而小便少，谓之消渴。火生于木，厥阴客热，气上冲心，心中疼热。伤寒至厥阴受病时，为传经尽，当入腑，胃虚热客，饥不饮食；蛔在胃中，无食则动，闻食臭即出，得食吐蛔。此热在厥阴经。若便下之，虚其胃气，厥阴木邪相乘，必吐下不止。伤寒、杂症，病起之由虽异，至成六气之热邪则一。五脏传来之热，与色欲、劳役、饮食之热，客于厥阴，其热皆无异也。

寸口脉浮而迟，浮即为虚，迟即为劳；虚则胃

123

气不足，劳则荣气竭。

趺阳脉浮而数，浮即为气，数即消谷而大坚—作紧，气盛则溲数，溲数则①坚，坚数相搏，即为消渴。

《内经》云：有所劳倦，形气衰少，谷气不盛，上焦不行。下脘不通，胃气热，热气熏胸中，故内热。寸口为上焦，趺阳候中焦，寸口迟为劳者，即劳役致伤也，劳即阳气退下，谷气不得升举以充上焦，上焦主行荣卫，谷气不充，则卫虚而脉浮，荣竭而脉迟。盖谷气不输于上下，壅而盛于中；数即消谷者，壅盛之气郁而为热，即消谷，数即热也；大坚者，水谷虽入，不化津液，中焦遂燥，坚即燥也。《内经》所谓：味过于苦，脾气不濡，胃气乃厚，正此谓也。以一作紧者，误。中焦热甚，火性疾速，水谷不得留停，下入膀胱而溲，水去其内，即燥而又热，即为消渴，近世谓消中也。

男子消渴，小便反多，以饮一斗，小便一斗，肾气丸主之。方见妇人杂病中

医和云：女子，阳物也。晦淫则生内热惑蛊之疾，仲景独称男子，倘亦此意？肾者主水，主志，藏精以施

化。若惑女色以丧志，则泄精无度，火扇不已，所主之水，所藏之精无几，水无几，何以敌相火？精无几，何以承君火？二火为得不炽而为内热惑蛊之疾耶？二火炽则肺金伤，肺金伤则气燥液竭，内外腠理因之干涩而思饮也。且肾乃胃之关，通调水道，肺病则水不复上归下输，肾病则不复关键，不能调布五经，岂不饮一斗而出一斗乎？用八味丸补肾之精，救其本也。不避桂附之热，为非辛不能开腠理，致五脏[①]精输之于肾，与其施化四布以润燥也。每恨古今论消渴者，多集其证而不举其所自者有之，举其端而不明其源者有之。仲景因当时失第六卷论六气之详，故止就经气而言病，不及乎火。惟张子和论君相二火，可补仲景之手足，相火游行五脏间，火主动，动之和者，则助本脏气生化之用；动之不和者，即为害之火也。妄动之火势盛，必挟本脏气同起，当时脏气，有虚有实，有阴有阳，主气主血，升降浮沉，各一体用。是故治火之中，必当先审脏气，虚则补之，实则泻之；在阳则调其气，在阴则理其血；当升而反降者必举之，当降而反升者必抑之；须兼五脏金、木、水、火、土之性，从而治之，使无扞格之患，则火有所归宿而安矣。肾气丸内有桂、附，治消渴恐有水未生而火反盛之患。不思《内经》王注：火自肾起为龙火，当以火逐火，则火可灭；以水治之，则火愈炽。如是则桂、附

---

① 脏：《二注》作"行"。

亦可用作从治者矣。

脉浮，小便不利，微热消渴者，宜利小便、发汗，五苓散主之。

《伤寒论》：太阳病，发汗后，大汗出，胃中干，烦躁不得眠，欲得饮水者，少少与之，令胃气和则愈；若脉浮，小便不利，微热消渴者，五苓散主之。注曰：若脉浮者，表未解也；饮水多而小便少者，谓之消渴，里热甚实也；微热消渴者，热未成实，上焦燥也。与是药生津液，和表里。

渴欲饮水，水入则吐者，名曰水逆，五苓散主之。方见上

《伤寒论》：中风发热，六七日不解而烦，有表里证，渴欲饮水，水入吐①，名曰水逆。注曰：六七日发热不解，烦者，邪在表也；渴欲饮水，邪传里也。里热盛则能消水，水入则不吐；里热少则不能消水，停积不散，饮而吐也。与此药和表里，散停水。

渴欲饮水不止者，文蛤散主之。

文蛤散方

文蛤五两

上一味，杵为散，以沸汤五合，和服方寸匕。

---

① 水入吐：《注解伤寒论》作"水入则吐者"五字。

文蛤散治伤寒冷水噀若灌，其热不去，肉上粟起，意欲饮，反不渴者。此治表之水寒。今不言表，而曰饮不止，属里者亦用之，何也？尝考本草，文蛤、海蛤治浮肿，利膀胱，下小便，则知内外之水皆可用之。其味咸冷，咸冷本于水，则可益水；其性润下，润下则可行水。合咸冷，润下，则可退火，治热证之渴饮不止。由肾水衰少，不能制盛火之炎燥而渴，今益水治火，一味两得之。《内经》曰：心移热于肺，传为膈消者，尤宜以咸味切入于心也。

淋之为病，小便如粟状，小腹弦急，痛引脐中。

淋如粟状者，因脾胃不足，流浊下入胞中，而膀胱属水，湿浊下流，土克之也，土克则水气不行，郁化为热，煎熬胞中，浊结如粟，尿出则胞之下系与溺窍皆滞涩不利；且厥阴之脉循阴器，主疏泄，胞涩不利，则厥阴之气亦不利，故攻克于膀胱之分，作急痛引脐中。脐中者，两肾间，膀胱上口也。《巢氏病源》云：膀胱有热者，水涩淋涩，小腹弦急，痛引脐中。盖本此耳。

趺阳脉数，胃中有热，即消谷引食，大便必坚，小便即数。

消万物者莫甚于火，胃有热即消谷，消谷则饥，饥则引食；食虽入，以火燥其玄府，水津不布，下入膀胱，肠胃津液不生，故大便坚；膀胱内热，则损肾阴，阴虚

127

则水不得固藏，故数出之。《巢氏病源》云：肾虚则小便数也。

淋家不可发汗，发汗必便血。

淋者，膀胱与肾病热也。肾属于阴，阴血已不足，若更发汗，则动其荣，荣动则血泄矣。

小便不利者，有水气，其人苦渴，栝楼丸主之。

栝楼瞿麦丸方

栝楼根二两　茯苓三两　薯蓣三两　附子一枚，炮
瞿麦一两

上五味，末之，炼蜜丸梧子大。饮服三丸，日三服。不知，增至七八丸。以小便利，腹中温为知。

《内经》云：肺者，通调水道，下输膀胱。又谓：膀胱藏津液，气化出之。盖肺气通于膀胱，上通则下行，下塞则上闭，若塞若闭，或有其一，即气不化，气不化则水不行而积矣；水积则津液不生而胃中燥，故苦渴，用栝楼根生津液，薯蓣以强肺阴，佐以茯苓治水，自上渗下，瞿麦逐膀胱癃结之水。然欲散水积之寒，开通阳道，使上下相化，又必附子善走者为使。服之小便利，腹中温为度。若水积冷而方用之，否则不必用也。

小便不利，蒲灰散主之，滑石白鱼散、茯苓戎

盐汤并主之。

蒲灰散方

蒲灰七分　　滑石三分

上二味，杵为散，饮服方寸匕，日三服。

滑石白鱼散方

滑石二分　　乱发二分，烧　　白鱼二分

上三味，杵为散，饮服半钱匕，日三服。

茯苓戎盐汤方

茯苓半斤　　白术二两　　戎盐弹丸大一枚

上三味，先将茯苓、白术煎成，入戎盐再煎，分温三服。

小便不利，为膀胱气不化也。气不化，由阴阳不和。阴阳有上下，下焦之阴阳，肝为阳，肾为阴。肾亦有阴阳，左为阳，右为阴。膀胱亦有阴阳，气为阳，血为阴。一有不和，气即不化。由是一方观之，悉为膀胱血病涩滞，致气不化而小便不利也。蒲灰、滑石者，本草谓其利小便，消瘀血。蒲灰治瘀血为君，滑石利窍为佐；乱发、滑石、白鱼者，发乃血之余，能消瘀血，通关利小便，本草治妇人小便不利，又治妇人无故溺血；白鱼去水气，理血脉，可见是①血剂也；茯苓、戎盐者，戎盐即北海盐。膀胱乃水之海，以气相从，故咸味润下，佐茯苓利小便。然盐亦能走血，白术亦利腰脐间血，故亦

----

① 是：《二注》作"皆"。

治血也。三方亦有轻重，乱发为重，蒲灰次之，戎盐又次之。

渴欲饮水，口干舌燥者，白虎加人参汤主之。

方见中暍中

《伤寒论》：阳明脉浮而紧，咽燥口苦，发热汗出，不恶寒，反恶热，身重云云。若渴欲饮水，口干舌燥者，白虎加人参汤主之。成注：以若下之，热客中焦，是谓干燥烦渴。凡病属阳明，热甚在表里之间者，即可用之。阳明为水谷之海，气血俱盛，热易归之，伤寒、杂病饮食之热，与夫五邪之相传，俱客之耳。

脉浮发热，渴欲饮水，小便不利者，猪苓汤主之。

猪苓汤方

猪苓去皮　茯苓　阿胶　滑石　泽泻各一两

上五味，以水四升，先煮四味，取二升，去滓，内胶烊消。温服七合，日三服。

前条有脉浮，小便不利，微热消渴，用五苓散利小便取汗，利小便与此证无异，何药之不同也？前条太阳证发汗，复大汗出，胃中干，欲得饮水，少少与之，令胃中和即愈；脉若浮，小便不利，微热消渴者，与五苓散。此乃阳明证，咽喉燥，发热汗出，身重，下后若脉浮，发热，渴欲饮水，小便不利者，猪苓汤。脉浮同也，而有太阳、阳明之异；热同也，而有微甚之异；邪客入

130

里同也，而有上焦下焦之异；邪本太阳，入客上焦，所以宜取汗利小便；邪本阳明，虽脉浮，发热，然已经下之，其热入客下焦，津液不得下通，而小便不利矣。惟用茯苓、猪苓、泽泻，渗泄其过饮所停之水；滑石利窍，阿胶者，成注谓其功同滑石。不思此证既不可发汗，下之又耗其气血，必用参、芪手太阴、足少阴药，补其不足，助其气化而出小便也，须参之。

水气病脉证治第十四

论七首　脉证五条　方八首

师曰：病有风水、有皮水、有正水、有石水、有黄汗。风水其脉自浮，外证骨节疼痛，恶风；皮水其脉亦浮，外证胕肿，按之没指，不恶风，其腹如鼓，不渴，当发其汗；正水其脉沉迟，外证自喘；石水其脉自沉，外证腹满不喘；黄汗其脉沉迟，身发热，胸满，四肢头面肿，久不愈，必致痈脓。

风水者，肾本属水，因风而水积也。《内经·大奇论》曰：并浮为风水。注以浮脉为风，水脉浮①，下焦主水，风薄于下，故曰风水。《水热穴论》曰：肾，至阴；勇而劳甚则肾汗出，逢于风，内不入于脏腑，外不越于肌肤，客于玄府，行于皮里，传为证胕肿，本之于

---

① 水脉浮：考《素问·大奇论》王冰注无此三字。

肾，名曰风水。《评热病论》曰：肾风，面胕痝然①壅，害于言。虚不当刺而刺，后五日其气必至，至必少气时热，热从胸背上至头，汗出，手热，口干，小便黄，目下肿，腹中鸣，身重难以转侧，月事不来，烦不能正偃，正偃则咳，名曰风水。今止言外证骨节痛，恶风，不言证胕肿者，节文也。肾外合于骨，水则病骨；肝外合于筋，风则筋束关节，故骨节痛。脉浮恶风者，知其风水之证在表耳。皮水者，皮肤证胕肿也。《灵枢》曰：肤胀者，寒气客于皮肤间，鼕鼕然不坚，腹大，身尽肿，皮厚，按其腹，窅而不起，腹色不变。《巢氏病源》则以皮水者腹如故而不渴，与《灵枢》异。盖肺主气以行荣卫，外合皮毛，皮毛病甚，则肺气膹郁；荣卫停滞不行，则身腹得不病乎？然肺气之满，异于他邪，气虽成水，终本轻清，故鼕鼕然不坚，按之没指，腹亦窅而不起；玄府闭塞而不恶风，郁未燥其液而不渴。当发其汗，散皮毛之邪，外气通而内郁解矣。此开鬼门也。正水者，肾主水，肾经之水自病也。《内经》曰：肾者，胃之关。关不利，故聚水成病，上下溢于皮肤，胕肿腹大，上为喘呼，不得卧，标本俱病也。石水者，乃水积小腹，胞内坚满如石。《内经》曰：阴阳结邪②，阴多阳少，名曰石水。又曰：肾肝并沉为石水。注曰：肝脉入阴，内贯小腹；肾脉贯脊中，络膀胱，两脏并，脏气薰冲脉，自

---

① 痝然：肿起貌。

② 邪：《素问·阴阳别论》作"斜"。

肾下入于胞，今①水不行，故坚而结；然肾主水，水冬冰，水宗于肾，肾象水而沉，名曰石水。因水积胞内，下从足手少阴上逆于肺而为喘。《巢氏病源》：石水者，引两胁下胀痛，或上至胃脘则死。看来上条虽同为石水，与此条少异。此偏于肾气多，肾为阴，阴主静，故病止在下而不动；彼则偏于肝气多，肝为阳，主动，故上行克胃脘也。黄汗者，病水身黄，汗出如柏汁。自后条诸证观之，其因不一，各有所致。大抵黄色属土，由阳明胃热，故色见于外。今之发热胸满，四肢头面肿者，正属足阳明经脉之证也。热久在肌肉，故化痈脓。若《巢氏》云：疸水，因脾胃有热，流于膀胱，小便涩而身面尽黄，腹满如水状，此亦黄汗之一也。

脉浮而洪，浮则为风，洪则为气，风气相搏，风强则为瘾疹，身体为痒，痒为泄风，久为痂癞。气强则为水，难以俯仰。风气相击，身体洪肿，汗出乃愈，恶风则虚，此为风水，不恶风者，小便通利，上焦有寒，其口多涎，此为黄汗。

风者，外感之风也；气者，荣卫之气也。风乃阳邪，从上受之，故脉浮；荣卫得风而热，故脉洪。洪，大也。《内经》曰：脉大则病进。由风邪之盛耳。荣行脉中，主血；卫行脉外，主气。风强者，风得热而强也。风热

---

① 今：《素问·大奇论》王注作"令"。

入搏于卫，客于皮里，气滞郁聚，而风鼓之为瘾疹；火复助风，腠理开，毫毛摇，则身体痒。痒为泄风。《内经》曰：诸痛疮疡①，皆属于火②。又曰：风气外在腠理，则为泄风。久之不解，风入分肉间，相搏于脉之内外，气道涩而不利，与卫相搏，则肌肉腐膜而疮出；风入脉中，内攻荣血，风气合热而血胕③坏，遂为痂癞也。《内经》曰：风气与太阳俱入，行诸脉俞，散于分肉之间，与卫气相干，其道不行④，使肌肉腐膜之⑤而有疡。又曰：脉风成为疠。疠，即癞也。所谓气强者，卫因热则怫郁，停而不行；气水同类，气停则水生，所聚之液、血皆化水也。不惟荣卫不能和筋骨肌肉关节，且以郁热之邪禁固之因，难俯仰也。至于风气复行相击，荣卫之热与水皆散溢于肌表而为洪肿。及风气两解，则水散卫行，汗出乃愈。恶风者，卫气不敌于风，与水同为汗散而表虚，因名风水。不恶风者，卫气不从汗散，外得固腠理，则不恶风；内得固三焦，则小便通利。所谓上焦有寒者，因风邪在上焦，非真有寒冷也。如伤寒证，邪客上焦，则中焦之谷气不得上输于肺，郁为内热。津液凝积为胃热，热则廉泉开，廉泉者，津液之道也，开则

---

① 疮疡：《素问·至真要大论》作"痒疮"。
② 火：《素问·至真要大论》作"心"。
③ 胕：音义同"腐"。
④ 行：《素问·风论》作"利"字。
⑤ 之：《素问·风论》无此字。

发涩，出流于唇口也。此黄汗由身倦浮肿，胃热发出土色也。

寸口脉沉滑者，中有水气，面目肿大，有热，名曰风水。视人之目窠上微拥，如蚕新卧起状，其颈脉动，时时咳，按其手足上，陷而不起者，风水。

《内经》：脉沉曰水，脉滑为风。面肿曰风，目肿如新卧起之状，曰水；颈脉动，喘咳，曰水。又肾风者，面胕瘣然，少气时热。其有胕肿者，亦曰本于肾，名风水，皆出《内经》也。

太阳病，脉浮而紧，法当骨节疼痛，反不疼，身体反重而酸，其人不渴，汗出即愈，此为风水。恶寒者，此为极虚，发汗得之。渴而不恶寒者，此为皮水。身肿而冷，状如周痹，胸中窒，不能食，反聚痛，暮躁不得眠，此为黄汗。痛在骨节。咳而喘，不渴者，此为脾胀，其状如肿，发汗即愈。然诸病此者，渴而下利，小便数者，皆不可发汗。

《伤寒论》脉浮而紧者，为风寒。风伤卫，寒伤荣，荣卫俱病也。荣卫者，胃之谷气所化，从肺手太阴所出，循行表里，在外则荣筋骨，温皮肉；在内则贯五脏，络六腑，故浮沉迟数善恶之脉①皆见于寸口。此条首言太阳病脉紧，为太阳属表，荣卫所受风水，随在诸经四属隶于太阳之表者，分出六等，于肝肾本部②所合，则骨节痛。若风水挟木克土，脾合肌肉，则肌肉不利，骨节反不痛，身体重而酸。《内经》曰：土不及，则体重而筋肉眴酸也。因不渴，则可发汗，汗则邪散乃愈，此由风胜水也，亦名风水。其汗皆生于气，气生于精，精气若不足，辄发其汗，风水未散而荣卫之精先从汗散，遂致虚极，不能温腠理，故恶寒也。若发汗，辛热之味上冲于肺，亡其津液，则肺燥而渴。荣卫不虚，则不恶寒。风水之邪从肺气不足入，并于所合之皮毛，遂为皮水；皮水久不解，荣卫与邪并，外不得温分肉，至于身肿冷，状如周痹；内室胸膈，脾胃气郁成热，故不能食。胃热复上与外入之水寒相击，故痛聚胸中，暮躁不得眠也。脾土之色发于外，是为黄汗。若骨节疼痛而胕肿者，是肾之候也；咳而喘者，是肺之候也。二脏之病俱见，由肾脉上贯肝、入肺，乃标本俱病，言脾胀，恐肺字之误，《灵枢》曰：肺是动病则肺胀满，膨膨而喘咳是也。然病虽变更不一，尽属在表，故浮紧之脉皆得汗之。但渴与下利，小便数，亡津液者，不可汗耳。

里水者，一身面目黄肿，其脉沉，小便不利，

---

① 迟数善恶之脉：《二注》作"变脉"二字。

② 肝肾本部：《二注》作"肝藏"二字。

故令病水。假如小便自利，此亡津液，故令渴也，越婢加术汤主之。方见中风

《内经》：三阴结谓之水。三阴乃脾肺太阴经也。盖胃为五脏六腑之海，十二经皆受气焉。脾为之行津液者，脏腑经络必因脾，乃得禀水谷气。今脾之阴不与胃之阳和，则阴气结伏，津液凝聚不行，而关门闭矣。关门闭则小便不利，不利则水积，积则溢面目一身，水从脾气所结，不与胃和，遂从土色发黄肿。结自三阴，故曰里水，其脉沉也。如小便自利，则中上焦之津液从三阴降下而亡，故渴也。是汤见后。

趺阳脉当伏，今反紧，本自有寒，疝瘕，腹中痛，医反下之，下之即胸满短气。

趺阳脉当伏者，非趺阳胃气之本脉也，为水蓄于下，其气伏，故脉亦伏。脉法曰：伏者为水，急者为疝瘕，小腹痛。脉当伏而反紧，知其初有寒疝瘕痛。先病者治其本，先当温其疝瘕，治寒救阳而后行可也。若反下之，是重虚在上之阳，阳气不布化，而成胸满短气也。

趺阳脉当伏，今反数，本自有热，消谷，小便数，今反不利，此欲作水。

此与上条一寒一热，互举其因。此为热消谷，不能上化精微，热渴下流，致膀胱不化，小便蓄成积水，故脉不伏而从热反数也。

138

寸口脉浮而迟，浮脉则热，迟脉则潜，热潜相搏，名曰沉。趺阳脉浮而数，浮脉即热，数脉即止，热止相搏，名曰伏。沉伏相搏，名曰水。沉则络脉虚，伏则小便难，虚难相搏，水走皮肤，即为水矣。

寸口、趺阳合诊者何？寸口者，肺脉所过；趺阳者，胃脉所过。候脾肺合病，必是寸口、趺阳也。寸口脉浮而迟，浮脉即热者何？浮为卫，卫为阳，卫不与荣和，其阳独在脉外，故浮脉即热矣。迟脉即潜者何？迟为荣，荣，阴也，荣不从卫，匿行脉中，阴行迟，故迟脉即潜矣。热潜相搏，名曰沉者何？脉者，气藏也，荣卫之出阳入阴，皆肺脏主之，故百脉朝之也。今荣卫不和，热潜之邪相搏而至，则肺脏之气不得布，故结而沉矣。趺阳脉浮而数，浮脉即热者何？脾土①中焦，与胃为表里，脾，阴也；胃，阳也。脾与胃行津液、化气血者也。胃经之阳不与脾经之阴合，失阴之阳独在表，故脉浮即热矣。数脉即止者何？脉者，血之府。血，阴也。血实则脉实，阴实②则脉缓，今脾经之阴血虚不足，脉被气促而数，数则阴血不得周流于脉数即止矣。热止相搏，名曰伏者何？脏之与经表里相资者也。脏在里，以藉经脉

---

① 土：康本作"主"，似是。
② 实：《二注》作"失"，似是。

之运动，今二经以热止之邪相搏^①，名曰水者何？脾肺
手足太阴经之脏也。夫阳为火，阴为水。今手足两太阴
持所结沉伏之阴相搏，故化为水矣。《内经》曰：三阴
结，为水也。沉则络脉虚者何？肺合皮毛，络脉之在皮
肤者，因肺气沉，不发于外，荣血又潜不入于内，络脉
虚矣。伏则小便难者何？小便以通行津液，今脾气伏，
不为胃行津液，则津液不入膀胱，故小便难矣。虚难相
搏，水走皮肤，即为水者何？小便难则水积，积则溢，
溢则乘络脉之虚而走注于皮肤，故为水病矣。在《内
经》则曰：三阴结，谓之水。仲景则举经络荣卫之变而
条析之，以核病之源。察脉论证，其可不究心而消息之
乎？

　　寸口脉弦而紧，弦则卫气不行，即恶寒，水不
沾流，走于肠间。少阴脉紧而沉，紧则为痛，沉则
为水，小便即难。

　　脉弦为水，紧为寒。卫气喜温而恶寒，水寒则卫气
无以温分肉，肥腠理，故恶寒也。然肺者，荣卫之主，
通调水道，下输膀胱，气化出溺。今卫气不行，即肺之
治节不行，治节不行则输水之职废，故不得沾流水道，
反走肠间。肠，大肠也。大肠与肺合，若上条之走皮肤，
皮肤亦肺所主，两者对出，以明肺之不调，则随其所属

──────────

　　① 相搏：此下语意未了，疑有脱漏。

140

之内外①耳。

脉得诸沉，当责有水。身体肿重，水病脉出者死。

脉可一法取之乎？不可也。此脉沉有水，脉出为死者，是脉不可出而浮大也。试以气强为水者观之，非脉之浮大者乎？而风水、皮水脉皆浮，怀孕妇病水亦浮，水病岂独取沉脉为例哉。此条之论，盖独为少阴病水耳。少阴者，至阴，盛水也，合四时主冬，故脉沉，水之象当然也，少阴经气当然也。当沉故不可出，出则少阴经气外绝，死之征矣。凡言浮沉迟数之脉，为其各有所由，故不可以一法取之也。虽然，肾脏独病，其水则沉，兼风则不沉。所谓出者，非独为浮也，为经气离出其脏，沉之亦无有也。

夫水病人，目下有卧蚕，面目鲜泽，脉伏。其人消渴，病水腹大，小便不利；其脉沉绝者，有水，可下之。

《内经》色泽者，当病溢饮。溢饮者，渴暴多饮，易入肌皮肠胃之外。注云：是血虚中湿。又曰：水，阴也；目下，亦阴也；腹者，至阴之所居也。故水在腹，使目下肿也。《灵枢》曰：水始起也，目下微肿如蚕，如新卧起之状。其人初由水谷不化津液，以成消渴，必多饮，

---

① 之内外：《二注》作"而为病"。

多饮则水积，水积则气道不宣，故脉浮矣。所积之水，溢于肠胃之郭，则腹大；三焦之气不化，则小便难。若脉沉绝者，知其水积在内已甚，脉气不发故也，必下其水乃可愈。

问曰：病下利后，渴饮水，小便不利，腹满因肿者，何也？答曰：此法当病水，若小便自利及汗出者，自当愈。

下利血虚液少，故渴；渴而暴饮，水停不散，故小便不利；溢于内外，以成肿满。若小便利而汗出，则所停之水行，而肿满愈矣。

心水者，其身重而少气，不得卧，烦而躁，其人阴肿。

心，君火也。其气蕃茂，遇寒水则屈伏。今水客于心，火气郁烦①，不得发于分肉，则身重；不充盛于气海，则少气；烦热内作，则躁不得眠也。火气不舒，其味从郁所化，而过于苦；水积于外，其味从湿所化，而过于咸。咸味归阴，苦乃从咸润下，入于胞囊，故阴肿也。如下病肾水者，止以咸渗泄，但阴下湿而已。此因苦与咸相合，因火与水相搏，所以咸味不得渗泄，而结为阴肿矣。

---

① 烦：《二注》作"蕃"。

142

肝水者，其腹大不能自转侧，胁下腹痛，时时津液微生，小便续通。

足厥阴之脉，过阴器，抵少腹，挟胃属肝络胆，布胁肋。今水客于经，伤其生发之气，肝脏之阳以竭，故病如此。然肝在下，主疏泄，虽受水郁，终有时而津可微生，则小便得以暂通也。

肺水者，其身肿，小便难，时时鸭溏。

肺主皮毛，行荣卫，与大肠合。今有水病，是荣泣卫停，其魄独居，阳竭于外，则水充满皮肤。肺本通水道，下输膀胱为溺，今既不通，水不得自小便出，反从其合，与糟粕混成鸭溏也。

脾水者，其腹大，四肢苦重，津液不生，但苦少气，小便难。

脾居中，及四维，与胃合，其脉自足入腹，属脾络胃，为阴脏也；阴主藏物，今水在脾，而脾胃之气不行，蓄积于中，故腹大；四肢不得禀水谷，故苦重；谷精不布，故津液不生；胃之贲门不化，则宗气虚而少气；胃之幽关不通，则水积而小便难。

肾水者，其腹大，脐肿，腰痛，不得溺，阴下湿如牛鼻上汗，其足逆冷，面反瘦。

足少阴之脉起足心，循内踝，贯脊，属肾络膀胱；为胃之关。今水在肾，关门不利，故聚水而为腹大、脐肿、腰痛、不得溺也。夫肾为水之海，然水在海者，其味必咸，咸必渗走囊外，湿如牛鼻上汗也。咸水之病作，则心火必退而衰微，惟孤阴而已，故逆冷也。心火退伏，则荣卫诸阳尽退，不荣于上，而脾胃谷精亦不循脉上于面皮，故瘦也。

师曰：诸有水者，腰以下肿，当利小便；腰以上肿，当发汗乃愈。

分腰上下，为利小便、发汗，何也？盖身半以上，天之分，阳也；身半以下，地之分，阴也。而身之腠理行天分之阳，小便通地分之阴。故水停于天者，开腠理而水从汗散；水停于地者，决其幽关而水自小便出矣。即《内经》开鬼门，洁净府法也。

师曰：寸口脉沉而迟，沉则为水，迟则为寒，寒水相搏，趺阳脉伏，水谷不化，脾气衰则鹜溏，胃气衰则身肿；少阳脉卑，少阴脉细，男子则小便不利，妇人则经水不通，经为血，血不利则为水，名曰血分。

仲景脉法，寸口多与趺阳合，何也？盖寸口属肺，手太阴之所过，肺朝百脉，十二经各以其时来见于寸口。脾胃二经出在右关，然胃乃水谷之海，五脏皆禀气于胃，则胃又是五脏之本，所以其经脉尤为诸经之要领也。邪或干于胃者，必再就趺阳诊之。趺阳，足跗上冲阳，胃脉之源也。此条寸口沉为水，迟为寒者，非外入之邪，即脾胃、冲脉二海之病。因水谷之阳不布，则五阳虚竭；虚竭则生寒，下焦血海之阴不生化，则阴内结；内结则生水，水寒相搏，十二经脉尽从所禀而变见于寸口也。脾与胃为表里，脾气衰则不能与胃行其津液，致清浊不分于里，而为鹜溏；胃气衰则不能行气于三阳，致阳道不行于表，则身体分肉皆肿。二经既不利，则趺阳之脉伏矣。邪在血海，血海者，冲脉所主，冲脉与肾之大络同出肾下，男女天癸之盛衰皆系焉。《内经》曰：肾为作强之官，伎巧出焉。自越人以两肾分左右，右肾为男子藏精施化，女子系胞，则冲任正隶其所用之脉也。王叔和分两肾于左右尺部，皆以足少阴经属之，其表之腑，亦并以膀胱足太阳配之，但在右^①尺足太阳下注。一说与三焦为表里，尝考其由，出自《灵枢》，谓足三焦下输，出于委阳，太阳之别也，手少阳经也，并太阳之正，入络膀胱，约下焦，实则癃闭。又曰：三焦者，中渎之府，水道出焉，属膀胱，是孤府也。今以邪搏血海，血海属右肾之脏，三焦是其腑，是以男女亦必是从阴阳气血表里而分。在女则自其阴，血海者病；在男则自其阳，三焦者病。冲脉非大经十二之数，附见于足少阴脉者，是故男子少阳脉卑，为三焦气不化，气不化则小便不利；妇人少阴脉细，则经水不通，经为血，血不利则为水，

---

① 右：《二注》作"左"。

名为血分。虽然小便不利因水者，不独由于气，亦或有因血所致，如前用蒲黄散①等方治血，概可见也。

问曰：病有血分、水分，何也？师曰：经水前断，后病水，名曰血分，此病难治；先病水，后经水断，名曰水分，此病易治，何以故？去水，其经自下。

问曰：病者苦水，面目身体四肢皆肿，小便不利，脉之不言水，反言胸中痛，气上冲咽，状如炙肉，当微咳喘。审如师言，其脉何类？师曰：寸口脉沉而紧，沉为水，紧为寒，沉紧相搏，结在关元，始时当微，年盛不觉。阳衰之后，荣卫相干，阳损阴盛，结寒微动，肾气上冲，喉咽塞噎，胁下急痛。医以为留饮而大下之，气击不去，其病不除，后重吐之，胃家虚烦，咽燥欲饮水，小便不利，水谷不化，面目手足浮肿；又与葶苈丸下水，当时如小差，食饮过度，肿复如前，胸胁苦痛，象若奔豚，其水扬溢，则浮咳喘逆。当先攻击卫气令止，乃治咳，咳止，其喘自差。先治新病，病当在后。

此水病。脉之不言水，反言胸中痛等病，当时记其

---

① 蒲黄散：疑即"蒲灰散"。

146

说者以为真。非异也，是从色脉言耳。脉沉为水，紧为寒、为痛，水寒属于肾，足少阴脉自肾上贯肝膈，入肺中，循喉咙；其支者，从肺出络心，注胸中。凡肾气上逆，必冲脉与之并行，因作冲气，从其脉所过，随处与正气相击而为病耳。要知其病始由关元者，如首篇之观色便是察病法也。夫五脏六腑在内，有强弱荣悴，尽见于面部，分五官五色以辨之。关元是下配①足三阴、任脉所会②，其肾部之色，必微黑而枯，知是久痹之症，非一日也。及阳衰之后，荣卫失常，阴阳反作，寒结之邪发动，肾气冲上③，故作此证。医不治其冲气，反吐下之，遂损其胃，致水谷不化，津液不行，而渴欲饮水，小便不利也。由是扬溢于面目四肢，浮肿并至，冲气乘虚愈击，更有象若奔豚喘咳之状。必先治其冲气之本，冲气止，肾气平，则诸证自差；未差者，当补阳泻阴，行水扶胃，疏通关元之久痹，次第施治焉耳。

风水，脉浮身重，汗出恶风者，防己黄芪汤主之。腹痛者加芍药。

防己黄芪汤方 方见湿病中

脉浮，表也；汗出恶风，表之虚也；身重，水客分肉也。防己疗风肿、水肿，通腠理；黄芪温分肉，补卫

---

① 配：《二注》作"纪"。

② 所会：《二注》此下有"寒结关元"四字。

③ 肾气冲上：《二注》作"冲肾气而上"。

虚；白术治皮风，止汗；甘草和药，益土；生姜、大枣辛甘发散。腹痛者，阴阳气塞，不得升降，故加芍药收阴。

风水，恶风，一身悉肿，脉浮，不渴，续自汗出，无大热，越婢汤主之。

越婢汤方

麻黄六两　　石膏半斤　　生姜三两　　大枣十五枚　　甘草二两

上五味，以水六升，先煮麻黄，去上沫，内诸药，煮取三升，分温三服。

恶风者，加附子一枚，炮。风水，加术四两。《古今录验》

荣，阴也；水，亦阴也。卫，阳也；风，亦阳也。各从其类。水寒则伤荣，风热则伤卫。脾乃荣之本，胃乃卫之源。卫伤，胃即应而病。脾病则阴自结，不与胃和以行其津液；胃病则阳自壅，不与脾和以输其谷气，而荣卫不得受水谷之精悍，故气自消，不肥腠理，故恶风；不充分肉、皮肤，惟邪自布，故一身悉肿。其脉浮者，即首章风水脉浮是也；续自汗出者，为风有时开其腠理也；无大热者，止因风热在卫，而卫自不成其热也；不渴者，以内无积热，外无大汗，其津液不耗，故不渴也。用越婢汤主之，与前条所谓里水脉沉者相反，何亦用是方治之乎？盖里水为脾之三阴结而化水，不得升发，故用是汤发之。此证表虚恶风，续自汗出者，亦必发中焦之谷气，以输荣卫。东垣云：上气不足，推而扬之。是二证虽有表里之分，然皆当发越脾气，故以一汤治。或曰：麻黄能调血脉，开毛孔皮肤，散水寒；石膏解肌，退风热。今不言药，而云发越脾气以愈病，何也？曰：仲景命方，如青龙、白虎，各有所持，岂越婢而漫然？天人万物，气皆相贯，邪之感人，必客同类，当假物之同类者以祛之①，非惟祛之而已。且能发越脾气，无一味相间，岂非仲景有意于命方哉？夫五脏各一其阴阳，独脾胃居中而两属之，脾主阴而胃主阳。自流行者言之，土固五行之一；自生成者言之，则四气皆因土而后成，故万物生于土，死亦归于土。然土不独成四气，土亦从四维而后成，不惟火生而已。故四方有水寒之阴，即应于脾；风热之阳，即应于胃。饮食五味寒热，凡入于脾胃者亦然。一有相干，则脾气不和，胃气不清，而水谷不化其精微以荣荣卫而实阴阳也。然甘者，土之本位，脾气不清，清以甘寒。要而行之，必走经脉；要而合之，必通经遂。经遂者，脏腑相通之别脉也，是故麻黄之甘热，自阴血走手足太阴经，达于皮肤，行气于三阴，以去阴寒之邪；石膏之甘寒，自气分出走手足阳明经，达于肌肉，行气于三阳，以去风热之邪。用其味之甘以入土，用其气之寒热以和阴阳，用其性之善走以发越脾气；

---

① 以祛之：《二注》此下有"则用力少而成功多"八字。

更以甘草和中，调其寒热缓急。二药相合，协以成功，必以大枣之甘补脾中之血，生姜之辛益胃中之气。恶风者阳虚，故加附子以益阳；风水者，则加白术以散皮肤间风水之气，发谷精以宣荣卫，与麻黄、石膏为使，引其入土也。越婢之名，不亦宜乎？

皮水为病，四肢肿，水气在皮肤中，四肢聂聂动者，防己茯苓汤主之。

防己茯苓汤方

防己三两　黄芪三两　桂枝三两　茯苓六两　甘草二两

上五味，以水六升，煮取二升，分温三服。

此证与风水脉浮用防己黄芪同，而有深浅之异。风水者，脉浮在表，土气不发，用白术、姜、枣发之；此乃皮水郁其荣卫，手太阴不宣。治法：金郁者泄之，水停者以淡渗，故用茯苓易白术；荣卫不得宣行者，散以辛甘，故用桂枝、甘草以易姜、枣。《内经》曰：肉𥆧动，名曰微风。以四肢聂聂动者，为风在荣卫，触于经络而动，故桂枝、甘草亦得治之也。

里水，越婢加术汤主之；甘草麻黄汤亦主之。

越婢加术汤方　方见上。于内加白术四两，又见中风中。

甘草麻黄汤方

甘草二两　麻黄四两

上二味，以水五升，先煮麻黄，去上沫，内甘草，煮取三升，温服一升。重覆汗出，不汗再服，慎风寒。

此条但言里水，不叙脉证，与前条里水用越婢汤加术俱同，何两出之？将亦有异乎？前条里水证，止就身肿，小便不利，亡津液而渴者。大抵一经之病，随其气化所变，难以一二数。其经之邪无明，其变不可详，惟在方中佐使之损益何如耳。

水之为病，其脉沉小，属少阴。浮者为风；无水，虚胀者为气。水，发其汗即已。脉沉者，宜麻黄附子汤；浮者，宜杏子汤。

麻黄附子汤方

麻黄三两　　甘草二两　　附子一枚，炮

上三味，以水七升，先煮麻黄，去上沫，内诸药，煮取二升半，温服八分①，日三服。

杏子汤方 未见，恐即麻黄杏仁甘草石膏汤。

少阴主水，其性寒。此条皆少阴证也。非独脉沉小者属之，浮者亦属之，但因其从风出于表，水不内积，故曰无水。若不因风，止是肾脉上入于肺而虚胀者，则名曰气水。然肾水、风水，已有治法，独气水分脉浮沉，发其汗。脉沉者，由少阴水寒之邪，其本尚在于里，阴

---

① 分：疑系"合"之误字。

未变，故用麻黄散水，附子治寒；脉浮者，其水已从肾上逆于肺之标，居于阳矣，变而不寒，于是用杏子汤，就肺中下逆气。注谓：未见其汤，恐即麻黄杏子石膏甘草汤。观夫二方，皆发汗散水者，独附子、杏仁分表里耳。

厥而皮水者，蒲灰散主之。方见消渴中。

此皮水不言病形之状，惟言用蒲灰散，何也？大抵此证与首章皮水者同。然彼以发汗，此得之于厥，故治法不同。厥者，逆也，由少阴经肾气逆上入肺，肺与皮毛合，故逆气溢出经络，孙①络之血泣②，与肾气合化而为水，充满于皮肤，故曰皮水。用蒲黄消孙①络之滞，利小便，为君；滑石开窍，通水道，以佐之，小便利则水下行，逆气降。与首章皮水二条有气血虚实之不同，只此可见仲景随机应用之治矣。

问曰：黄汗之为病，身体肿一作：重，发热汗出而渴，状如风水，汗沾衣，色正黄如柏汁，脉自沉。何从得之？师曰：以汗出入水中浴，水从汗孔入得之。宜芪芍桂酒汤主之。

黄芪芍药桂枝苦酒汤方

黄芪五两　　芍药三两　　桂枝三两

---

① 孙：《二注》作"经"。
② 泣：音义同"涩"。

152

上三味，以苦酒一升，水七升，相和，煮取三升，温服一升。当心烦，服至六七日乃解。若心烦不解者，以苦酒阻故也。一方用美酒醯代苦酒

汗本津也，津泄则卫虚。水血同类，阴也。水则荣寒，寒则气郁，郁则发热。水热相搏于分肉，则身肿。荣出中焦，荣之郁热内蓄于脾，则津液不行而渴。卫虚，腠理不固，则汗出。脾土发热，则黄色见于汗如柏汁也，所以补卫为要。黄芪益气，入皮毛，肥腠理，退热止汗之功尤切，故为君；桂枝理血，入荣散寒，通血脉，解肌肉，用之调荣以和卫，故为臣；荣气因邪所阻，不利于行，芍药能收阴气，故佐桂枝，一阴一阳，以利其荣；苦酒，醋也，用之为使引，入血分以散滞。注：一方用美酒，美酒性热入心，可以致烦；醋但刺心而不烦。未审孰是。

黄汗之病，两胫自冷，假令发热，此属历节。食已汗出，又身常暮卧盗汗出者，此劳气也。若汗出已，反发热者，久久其身必甲错；发热不止者，必生恶疮；若身重，汗出已辄轻者，久久必身瞤，瞤即胸中痛，又从腰以上必汗出，下无汗，腰髋弛痛，如有物在皮中状，剧者不能食，身疼重，烦躁，小便不利，此为黄汗，桂枝加黄芪汤主之。

桂枝加黄芪汤方

桂枝　芍药各二两　甘草二两　生姜三两　大枚十

153

二枚　黄芪二两

上六味，以水八升，煮取三升，温服一升。须臾，饮热稀粥一升余，以助药力。温覆取微汗，若不汗，更服。

黄汗病，由阴阳水火不既济。阴阳者，荣卫之主；荣卫者，阴阳之用。阴阳不既济，将荣卫亦不循行上下，阳火独壅于上，为黄汗；阴水独积于下，致两胫冷。设阳火热甚及肌肉，则发热；阴水寒及筋骨，则历节痛。若起居饮食过节之劳，必伤脾胃，则荣卫不充于腠理，而食入所长之阳，即与劳气相搏，散出为汗。又或日暮气门不闭，其津液常泄，为盗汗也。凡汗出必当热解，今汗已反发热者，是邪气胜而津液亡也。斯肌肉无以润泽，久久必枯涩而甲错；发热不已，其热逆于肉里，乃生恶疮。若邪正相搏于分肉间，则身重；汗出已，虽身重辄轻，然正气又从汗散而虚，荣卫衰微，脉络皆空，久久邪气热生风火，动于分肉脉络间，必作身瞤。瞤即胸中痛者，由胸中属肺金，主气，行荣卫之部，气海在焉，既虚之气，不胜风火之击，是以痛也。又从腰以上必汗出者，腰以上，阳也，阳与荣卫俱虚，腠理不密，故津液被风火泄出也；腰以下，阴也，为孤阴痹于下，故无汗；所以腰髋弛痛，如有物在皮中状者，即《内经》所谓痛痹逢寒之类也。剧则不能食，身疼烦躁，小便不利者，为荣卫甚虚，谷气不充，故不能食；荣卫不充于分肉，故身疼重。胃中虚，热上注心中，作烦躁；

154

小便不利者，因津液从汗出故也。

师曰：寸口脉迟而涩，迟则为寒，涩为血不足；趺阳脉微而迟，微则为气，迟则为寒。寒气不足，则手足逆冷；手足逆冷，则荣卫不利；荣卫不利，则腹满胁①鸣相逐，气转膀胱，荣卫俱劳，阳气不通，即身冷，阴气不通即骨疼；阳前通则恶寒，阴前通则痹不仁。阴阳相得，其气乃行；大气一转，其气乃散。实则失气，虚则遗溺，名曰气分。

人之血气荣卫，皆生于谷。谷入于胃，化为精微，脾与胃以膜相连，主四肢，脾输谷气于三阴，胃输谷气于三阳。六经皆起于手足，故内外悉藉谷气温养之也。寸口以候荣卫，趺阳以候脾胃，脾胃之脉虚寒，则手足不得禀水谷气，故逆冷也。手足逆冷，则荣卫之运行于阴阳六经者皆不利；荣卫不利，则逆冷之气入积于中而不泻；不泻则内之温气去、寒独留，寒独留则脾气不行而腹满。脾之募在季胁章门，寒气入于募，正当少阳经脉所过，且少阳为枢，主十二官行气之使。少阳之府三焦也，既不得行升发之气于上②焦，以化荣卫，必引留募之寒相逐于三焦之下输，下输属膀胱也。当其时，卫

---

① 胁：《金匮》作"肠"。
② 上：《二注》作"三"。

微荣衰，卫气不得行其阳于表，即身冷；荣气不得行其阴于里，即骨痛。阳虽暂得前通，身冷不能即温，斯恶寒也；阴既前通，痛应少愈。然荣气未与卫之阳合，孤阴独至，故痹而不仁。必从膻中、气海之宗气通转，然后阴阳和，荣卫布，邪气乃从下焦而散也。下焦者，中渎之官，水道出焉，前后二窍皆属之，前窍属阳，后窍属阴，阳道实，则前窍固，邪从后窍失气而出；阳道虚，则从前窍遗尿而去矣。为大气一转而邪散，故曰气分。

气分，心下坚，大如盘，边如旋杯，水饮所作，桂枝去芍药加麻黄细辛附子汤主之。

桂枝去芍药加麻黄细辛附子汤方

桂枝三两　生姜三两　甘草二两　大枣十二枚　麻黄　细辛各二两　附子一枚，炮

上七味，以水七升，煮麻黄，去上沫，内诸药，煮取二升，分温三服。当汗出，如虫行皮中即愈。

是证与上条所叙不同名，气分即同，与下条亦同。

心下坚，大如盘，边如旋盘，水饮所作，枳术汤主之。

枳术汤方

枳实七枚　白术二两

上二味，以水五升，煮取三升，分温三服。腹

中软，即当散也。

心下，胃上脘也。胃气弱则所饮之水入而不消，痞结而坚，必强其胃乃可消痞。白术健脾强胃，枳实善消心下痞，逐停水，散滞血。

附方

《外台》防己黄芪汤　治风水。脉浮为在表。其人或头汗出，表无他病。病者但下重，从腰以上为和，腰以下为肿及阴，难以屈伸方见风湿中。

头汗者，风；腰以下肿者，水甚于风，故表无他病，当治腰下为要。然是汤前条治风水在表，此可治风水在下之病，何也？考之本草，防己疗风水肿，手脚挛急；李东垣亦以治腰下至足湿热肿甚，脉浮，头汗。虽曰表无他病，然与表同，故可通治。

黄疸病脉证并治第十五

论二首　脉证十四条　方七首

　　寸口脉浮而缓，浮则为风，缓则为痹。痹非中风。四肢苦烦，脾色必黄，瘀热以行。

　　脾胃者，主四肢，合肌肉，其色黄，其气化湿，其性瘀着，其脉迟缓，所畏风水。风者，善行数变。若中风而风独行者，开则泄皮毛而出汗，闭则热肌肉以闷乱。今风与湿相搏成痹，所以①痹之风则不能如中风之善行数变，内郁为瘀；热郁极乃发风，风性动，挟脾胃之积热以行，从而走四肢，欲散不散，为之苦烦；出肌肤，为之色黄。缘风所挟而出，故脉浮；因湿所痹，故脉缓也。

　　趺阳脉紧而数，数则为热，热则消谷；紧则为寒，食即为满。尺脉浮为伤肾，趺阳脉紧为伤脾。

---

　　①　以：疑系衍文。

158

风寒相搏，食谷即眩；谷气不消，胃中苦浊；浊气下流，小便不通；阴被其寒，热流膀胱，身体尽黄，名曰谷疸。额上黑，微汗出，手足中热，薄暮即发，膀胱急，小便自利，名曰女劳疸。腹如水状，不治。

谷疸证，趺阳脉紧数者，何寒而致紧？何热而致数？尺浮何为伤肾？趺阳紧何为伤脾？风从何生？不详其源，莫知其所治矣。盖天之六气，感人脏腑而应于脉诊，因以数为热、紧为寒矣。然人脏腑气化，亦有风寒湿热燥火，与天气同其名；寒热湿温凉，同其性；阴阳表里，同其情；浮沉迟数，同其病。将何别天与人之异乎？天气从八风之变，邪自外入；人气从七情食色劳役之伤，邪自内出。谷疸由脏气所化之淫邪为病，非天气也。盖脾胃之土有阴阳，脾阴而胃阳。阴阳离决，二气不合，则胃独聚其阳以成热，为病消谷；脾独聚其阴以成寒，为腹满。于是寒热见紧数之脉，而紧又谓①之伤脾者，乃肝木挟肾寒乘虚克土，故曰风寒相搏。食入于胃，长气于阳，肝木之风，得阳则动，故食谷则头目眩运也。肾属水，藏精，实则脉沉，虚则脉浮；而精生于谷，谷不化则精不生，精不生则肾无所受，虚而反受下流之脾邪，故曰尺浮伤肾。又曰：阴被其寒。阴谓肾，寒谓脾也。此谷气不化，所积之瘀浊；属于脾之寒者，下流则

---

① 谓：《二注》作“为”字。

伤肾；属于胃之热者，下流则伤膀胱，由是小便不通，身体尽黄。生于胃热食谷之浊，故曰谷疸。陈无择谓是证用苦参丸方。详其方：苦参、用龙胆①除胃中伏热，去黄疸；《本草》以二药能益肝胆，平胃气。以猪胆为使，此退胃之木火。用大麦者，五谷之长，脾胃所宜，将②苦参、龙胆入脾土也。《本草》又曰：破冷气，去腹满。此疗脾阴寒结。

女劳疸，惟言额上黑，不言身黄，简文也。后人虽曰交接水中所致，持其一端耳。然以此连谷疸之后，必胃先有谷气之浊热下伤于肾而后黑，黑疸因黄而发也。二脏并病，安得不交见其色乎？盖胃阳明也，阳明与宗筋合于气街，饱食入内，宗筋过用，阴精泄脱，而阳明之湿热乘虚下流于肾之中；肾中之火，亦乘阳明。上下交驰，胃土发越而色黄，相火出③炎水中而色黑。二脏并病，故二色并见。其黑色先见于额者，膀胱脉上巅交鼻额，火性炎上，故肾火从膀胱上越。额为神庭，属心部；心，火之主也。心肾子午同化，足经之火，炎就手经，亦必出于额。额，火之巅也。心主汗，火越于此，汗亦出此，所以显黑微汗也。手足心热者，手心乃包络荥穴，足心乃肾之井穴，心肾火盛则应之。薄暮即发，膀胱急，小便自利，乃阳明主阖，日暮阳明收敛，湿热

---

① 苦参、用龙胆：疑当作"用苦参、龙胆"。

② 将：犹领也。

③ 出：《二注》作"入"。

下流，膀胱之气虽满急，然其气降，故小便自利。若湿热相火郁甚，肾水之气不行，停积于腹，胀如水状者，则肾衰矣，故难治。此以气受病者言之，若血病而黑，则如下条女劳疸云云。

心中懊侬而热，不能食，时欲吐，名曰酒疸。
此饮之过当所致也。酒为五谷所致①酝而成，湿热有毒，其气归心，味归脾胃。胃阳主升，脾阴主降。胃得之则热甚，脾得之则阴伤，阴伤则不能降，不降则所饮停而不去，气薰于心，心神不宁，而作懊侬；气痞中焦，故不能食；蓄极乃发，故时欲呕而为疸也。

阳明病，脉迟者，食难用饱，饱则发烦，头眩，小便必难，此欲作谷疸。虽下之，腹满如故。所以然者，脉迟故也。
《伤寒》阳明证注：阳明病脉迟，邪方入里，热未为实。食入于胃，长气于阳。胃中有热，食难用饱，饱则微烦而头眩者，谷气与热气相击，两热合，消搏津液，必小便难。若小便利者，不发黄，热得泄也；小便不利，则热不得泄，身必发黄。以其发于谷气之热，故名谷疸。热实者，下之。脉迟为热气未实，虽下之，腹满亦不减也。经曰：脉迟，尚未可攻。且脉迟不独为热未实。《脉经》曰：关脉迟滞而弱者，无胃气而有热。则胃虚而脉

---

① 致：疑系衍文。

迟，尤不可攻也。

夫病酒黄疸，必小便不利，其候心中热，足下热，是其证也。

酒为湿热之最。膀胱者，清净之府，津液藏焉，气化所出。若过于酒，伤其气化，小便必难；积气于中，则心热；流于肾，则足下热；积成瘀热，发于外而为黄疸也。

酒黄疸者，或无热，靖言了，腹满，欲吐，鼻燥。其脉浮者，先吐之；沉弦者，先下之。

酒入胃而不伤心，则无心热，故神不昏而言清朗也；不伤肾，则无足热。但酒停于膈，欲吐；阳明气郁，成腹满；阳明脉上入额中，作鼻燥。脉浮者，在膈上，积多在阳，先吐上焦，而后治其中满。沉弦者，在膈下，积多在阴，先下其中满，而后治其上焦也。

酒疸，心中热，欲吐者，吐之愈。

酒停胃上脘，则心中热而欲呕，必吐之乃愈。

酒疸下之，久久为黑疸，目青面黑，心中如啖蒜齑状，大便正黑，皮肤爪之不仁，其脉浮弱；虽黑微黄，故知之。

酒疸之黑，非女劳疸之黑也。女劳之黑，肾气所发也；酒疸之黑，败血之黑也。因酒之湿热伤脾胃，脾胃

162

不和，阳气不化，阴血不运，若更下之，久久则运化之用愈耗矣。气耗血积，故腐瘀浊色越肌面为黑；味变于心咽，作嘈杂，心辣如啖蒜虀状；荣血衰而不行，痹于皮肤，爪之不仁；输于大肠，便如黑漆；其目青与脉浮弱，皆血病也。

师曰：病黄疸，发热烦喘，胸满口燥者，以病发时，火劫其汗，两热所得。然黄家所得，从湿得之。一身尽发热，面黄。肚热，热在里，当下之。

黄疸必由湿热所发。湿有天地之湿，有人气之湿，有饮食之湿，三者皆内应脾胃，郁而成热，郁极乃发，则一身热，而土之黄色，出见于表，为黄疸也。此证先因外感湿邪。大法：湿宜缓取微汗，久久乃解。今因火劫其汗，汗纵出而湿不去，火热反与内之郁热相并，客于足阳明经，故发热、烦喘、胸满；热仍在，故口燥。此际宜寒凉之剂；如肚热入腑，则当下之矣。

脉沉，渴欲饮水，小便不利者，皆发黄。

大抵黄疸，俱属太阴、阳明，热蒸其土而然也。而阳明又属金，金得火则膹郁燥渴，燥与湿热相搏，则津液不化，故上焦渴而欲饮，下焦约而小便难。上下不通，郁极而发于皮肤，故作黄。此条在里之热甚，故脉沉。《伤寒论》阳明病有发热，头汗出，身无汗，渴饮水浆，小便不利者，茵陈汤主之。

163

腹满，舌痿黄燥，不得睡，属黄家舌痿，疑作身痿。

瘀热内积为腹满，外达肌表成痿黄，心①热气烦，血少荣，卫②夜不入阴，故不睡。属黄家者，以其虽不似黄疸之黄，亦由积渐所致也。黄疸之黄，深，实热之黄；痿黄之黄，浅，虚热之黄。若舌痿黄燥者，亦有说：心脾脉，络舌上下，凡舌本黄燥，即是内热，况舌痿乎？湿热结积，虽不行肌表，然已见于舌，即属黄家也。

黄疸之病，当以十八日为期。治之十日以上瘥。反剧为难治。

仲景论伤寒，必六经相传，六日为传尽，十二日为再经。今黄疸谓十八日为期者，则是亦如热病法，至十八日为三传矣。得之至三经气衰惫，死矣。治之十日差者，盖黄疸属太阴脾病，十日当其传太阴之日，故邪气渐愈；过此则邪仍盛而反剧，故难治也。

疸而渴者，其疸难治；疸而不渴者，其疸可治。发于阴部，其人必呕；发于阳部，其人振寒而发热也。

疸即瘅也，单阳而无阴，热已胜其湿，脾胃之津液乏竭，无阴，热蒸不已，孤阳能独生乎？《内经》曰：

---

① 心：《二注》作"身"。
② 卫：《二注》作"微"，且属上读。

刚则其刚，阴气破散，阳气消亡。其难治为此。若不渴，则阴气犹存，故可治。阴部者，脾，太阴也；阳部者，胃，阳明也。热甚于里则呕，热在于表则发热振寒。《灵枢》曰：脾是动者，呕；阳明是动者，洒洒振寒也。伤寒发黄，渴者，亦茵陈汤主之。

谷疸之为病，寒热不食，食即头眩，心胸不安，久久发黄，为谷疸，茵陈蒿汤主之。

茵陈蒿汤方

茵陈蒿六两　　栀子十四枚　　大黄二两

上三味，以水一斗，先煮茵陈，减六升，内二味，煮取三升，去滓，分温三服，小便当利，尿如皂角汁状，色正赤，一宿腹减，黄从小便去也。

此汤治伤寒阳明瘀热在里，身黄发热，但头汗出，身无汗，剂颈而还，小便不利，渴饮水浆者；又伤寒七八日，身黄如橘子色，小便不利，腹微满者。今又治是证。三者尽属里热，但务去其邪，病状之异弗论矣。此寒热不在表，脾胃内热，达于外而成肌肤寒热者，亦不能食。《灵枢》曰：肌肤热者，取三阳于下，补足太阴，以出其汗。皆因脾胃热，故不解其表，而遽治其里也。盖茵陈蒿治热结发黄，佐栀子去胃热、通小便，更以大黄为使荡涤之。虽然，治疸不可不分轻重，如栀子柏皮汤解身热发黄，内热之未实者；麻黄连翘赤小豆汤治表寒湿，内有瘀热而黄者；大黄硝石汤下内热之实者，栀子大黄汤次之，茵陈蒿汤又次之。又必究其受病之因有同异，既病之人有劳逸。若得之膏粱食肥者，气滞血壅；得之先贵后贱、前富后贫与脱势惭愧、离愁忧患者，虽皆郁积成热，气血失损，不可与食肥者同治。若始终贫贱，不近水冒雨，即残羹冷汁，久卧湿地，多挟寒湿，致阴阳乖隔而病，又可与上二者同治乎？故攻邪同，而先后调治亦不可不审也。

黄家，日晡所发热，而反恶寒，此为女劳得之。膀胱急，少腹满，身尽黄，额上黑，足下热，因作黑疸。其腹胀如水状，大便必黑，时溏。此女劳之病，非水也。腹满者难治。硝石矾石散主之。

硝石矾石散方

硝石　矾石_烧，等分

上二味，为散，以大麦粥汁和服方寸匕，日三服。病随大小便去，小便正黄，大便正黑，是其候也。

肾者，阴之主也，为五脏之根，血尽属之。血虽化于中土，生之于心，藏之于肝，若肾阴病，则中土莫得而化，心莫得而生，肝莫得而藏，荣卫莫得而行，其血败矣，将与湿热凝瘀于肠胃之间。肾属水，其味咸，其性寒，故治之之药，必用咸寒补其不足之水，泻其所客之热。荡涤肠胃，推陈致新，用硝石为君；本草：矾石能除固热在骨髓者。骨与肾合，亦必能治肾热可知也；

大麦粥汁为之使，引入肠胃，下泄郁气。大便属阴，瘀血由是而出，其色黑；小便属阳，热液从是而利，其色黄也。

酒黄疸，心中懊愦，或热痛，栀子大黄汤主之。

栀子大黄汤方

栀子十四枚　大黄一两　枳实五枚　豉一升

上四味，以水六升，煮取二升，分温三服。

酒热内结，心神昏乱，作懊愦，甚则热痛。栀子、香豉，皆能治心中懊愦；大黄荡涤实热；枳实破结逐停去宿积也。《伤寒论》阳明病无汗，小便不利，心中懊愦者，身必发黄。是知热甚于内者，皆能成是病，非独酒也。

诸病黄家，但利其小便；假令脉浮，当以汗解之，宜桂枝加黄芪汤主之。方见水气病中。

黄家大率从水湿得之。经虽云治湿不利小便，非其治也，然脉浮者，湿不在里而在表，表湿乘虚入里，亦作癃闭，故须以脉别之。汗解攻下，各有所宜也。而攻下之法既有浅深轻重，利小便与发汗之方何独不然乎？是方所主，惟和荣卫，非有发汗峻剂，必表之虚者用之。连翘赤小豆汤又是里之表者用之。利小便亦然。是宜知其大略也。

诸黄，猪膏发煎主之。

猪膏发煎方

猪膏半斤　　乱发如鸡子大三枚

上二味，和膏中煎之，发消药成，分再服。病从小便出。

此但言诸黄，无他证。必将谓证有变态，不可悉数欤？《肘后方》云：女劳疸，身目尽黄，发热恶寒，小腹满，小便难，以大热大劳，女劳交接，从而入水所致，用是汤。又云：五疸，身体四肢微肿，胸满，不得汗，汗出如黄柏汁，由大汗出，入水所致者，猪脂一味服。《伤寒类略》亦云：男子女人黄疸，饮食不消，胃中胀热，生黄衣，胃中有燥屎使然，猪脂煎服则愈。因明此方乃治血燥者也。诸黄所感之邪，与所变之脏虽不同，然至郁成湿热，则悉干于脾胃。胃之阳明经更属于肺金，金主燥，若湿热胜，则愈变枯涩，血愈耗干，故诸黄起于血燥者，皆得用之。考之《本草》，猪脂利血脉、解风热、润肺，疗热毒。五疸身肿不得卧者，非燥之在上欤？胃中黄衣干屎，非燥之在中欤？小腹满，小便难，非燥之在下欤？三焦之燥，皆以猪脂润之。而燥在下，小便难者，又须乱发消瘀，开关格，利水道，故用为佐。此与前条消石矾石散同治膀胱小腹满之血病，然一以除热去瘀，一以润燥。矾石之性燥，走血，安可治血燥乎？又，太阳证身尽黄，脉沉结，小便自利，其人如狂者，血证谛也，抵当汤主之，乃重剂也，此则治血燥之轻剂也。

168

黄疸病，茵陈五苓散主之。一本云：茵陈汤及五苓散并主之。

茵陈五苓散方

茵陈蒿末十分　　五苓散五分 方见痰饮中。

上二味，和，先食饮方寸匕，日三服。

此亦治黄疸，不言他证，与猪膏发煎并出者，彼以燥在血，此以燥在气也。夫病得之汗出入水，何以成燥？曰：湿热相纽而不解，则肺金治节之政不行，津液不布，而成燥也。燥郁之久，湿热蒸为黄疸矣。《本草》：茵陈治热结黄疸，小便不利。燥因热胜，栀子柏皮汤；因湿郁，茵陈五苓散。五苓散非惟治湿而已，亦润剂也。桂枝开腠理、致津液、通气；白术、茯苓生津，皆可润燥也。古人论黄疸，有湿黄，有热黄。湿黄者，色如薰黄；热黄者，色如橘子色。更有阳黄，有阴黄。阳黄者，大黄佐茵陈；阴黄者，附子佐茵陈。此用五苓散佐者，因湿热郁成燥也明矣。

黄疸，腹满，小便不利而赤，自汗出，此为表和里实，当下之，宜大黄硝石汤。

大黄硝石汤方

大黄　黄柏　硝石各四两　栀子十五枚

上四味，以水六升，煮取二升，去滓，内硝更煮，取一升，顿服。

邪热内结，成腹满，自汗，大黄、硝石，荡而去之；

膀胱内热，致小便不利而赤，黄柏、栀子，凉以行之。此下黄疸重剂也。

黄疸病，小便色不变，欲自利，腹满而喘，不可除热，热除必哕。哕者，小半夏汤主之。方见痰饮中。

小便不变，欲自利者，内有湿，饮积而热未盛也；脾太阴湿盛，土气不化，则满；脾湿动肺，则喘，有似支饮之状者。故不可除其热，热除则胃中反寒，寒气上逆为哕矣。半夏、生姜，能散逆去湿，消痰止哕。此汤用在除热之后，非治未除热之前者也。

诸黄，腹满而呕者，宜柴胡汤必小柴胡汤，方见呕吐中。

邪正相击，在里则腹满气逆；在上则呕。上犹表也，故属半表半里，小柴胡汤主之。柴胡、黄芩除里热，半夏散里逆，人参、甘草补正缓中，生姜、大枣和荣卫、合表里、调阴阳也。又必随证加减，法在《伤寒论》小柴胡汤后。

男子黄，小便自利，当与虚劳小建中汤方见虚劳中。

杂病中虚，致脾胃不化，湿热蓄积而为黄，虽小便不利，亦当补泻兼施。男子黄者，必由入内，虚热而致也；反见小便自利，为中下无实热，惟虚阳浮泛为黄耳。

故与治虚劳之剂补正气，正气旺则荣卫阴阳和，而黄自愈矣。

附方

瓜蒂汤　治诸黄_{方见暍病中}。

古方多用此治黄，或作散、或吹鼻，皆取黄水为效。此治水饮郁热在膈上者，何也？盖瓜蒂，吐剂也，《内经》曰：在上者，因而越之。仲景云：湿家身上疼面黄，内药鼻中，是亦邪浅之故也。

《千金》麻黄醇酒汤　治黄疸

麻黄_{三两}

上一味，以美清酒五升，煮取二升半，顿服尽。冬月用酒，春月用水煮之。

惊悸吐衄下血胸满瘀血脉证并治第十六

脉证十二条　方五首

寸口脉动而弱，动即为惊，弱则为悸。

心者，君主之官，神明出焉。不役形，不劳心，则精气全而神明安其宅。苟有所伤，则气虚而脉动，动则心悸神惕，精虚则脉弱，弱则怔忡恐悸。盖惊自外物触入而动，属阳，阳变则脉动；悸自内恐而生，属阴，阴耗则脉弱。是病宜和平之剂，补其精气，镇其神灵，尤当处之以静也。

师曰：尺脉浮，目睛晕黄，衄未止。晕黄去，目睛慧了，知衄今止。

尺以候肾，属水。土克之，则合相火，逼其阴血从膀胱而升，故脉浮也。肾之精上荣瞳子，膀胱之脉下额中而作衄。故晕黄退而血亦降，所以知衄止也。《明理论》：肾主阴，血统属之。伤寒衄者，责邪在表，经络热盛壅出；杂病衄者，责邪在里也。心主血，肝藏血，肺主气，开窍于鼻，血得热则散，随气上逆，从鼻中出，则为衄。此云尺浮，不云寸口浮，知为肾虚血逆，非外邪也。

又曰：从春至夏衄者，太阳；从秋至冬衄者，阳明。

《内经》：太阳为开，阳明为合。春夏气主发生，以开者应之，故邪气逼血，从升发冲出；秋冬主收藏，以合者应之，故邪郁内极而后发出。衄为阳盛，独不言少阳，以太阳阳明二经，皆上交额中故也。

衄家不可发汗，汗出必额上陷、脉紧急，直视不能眴，不得眠。

足太阳经主表，上巅入额，贯目睛。衄在上，络脉之血已脱，若更发汗，是重竭津液，津液竭则脉枯，故额上陷、脉紧急，牵引其目，视不能合也；无血阴虚，故不得眠。然亦有当汗，《伤寒论》云：脉浮紧，不发汗，因致衄者，宜麻黄汤。又云：太阳病，脉浮紧，发热，身汗，自衄者愈，经中之邪散，不待桂枝、麻黄发之也。《明理论》：衄者，但头汗出，无汗及汗出为至①足者死。

病人面无血色，无寒热，脉沉弦者，衄；浮弱，手按之绝者，下血；烦咳者，必吐血。

---

① 至：《二注》此上有"不"字。

面色者，血之华也；血充则华鲜。若有寒热，则损其血，致面无色也。今无寒热，则自上下去血而然矣。夫脉浮以候阳，沉以候阴，只见沉弦，浮之绝不见者，是无阳也，无阳知血之上脱；脉止见浮弱，按之绝无者，是无阴也，无阴知血之下脱。烦咳吐血者，心以血安其神，若火扰乱，则血涌神烦，上动于膈，则咳；所涌之血，因咳而上越也。然则沉之无浮，浮之无沉，何便见脱血之证乎？以其面无色而脉弦弱也。衄血，阳固脱矣，然阴亦损，所以浮之亦弱。经曰：弱者血虚，脉者，血之府，宜其脱血之处则无脉；血损之处则脉弦弱也。

夫吐血，咳逆上气，其脉数而有热，不得卧者，死。

此金、水之脏不足故也。外不足则火独光①，独光②则金伤。夫阴血之安养内外②者，肾水主之。水虚不能安静，被火逼逐而血溢出矣。血出则阳光益炽，有升无降，炎烁肺金，金受其害，因咳逆而上气。金、水，子母也，子衰不能救母，母亦受害不能生子，二者之阴，有绝而无得。脉数身热，阳独胜也。不能卧，阴已绝也。阴绝，阳岂独生乎？故曰死也。若得卧者，如《内经》于少阴司天与阳明厥逆诸条，悉有喘咳身热，呕吐血等证，未尝言死，盖阴未绝也。

---

① 独光：《二注》作"浮焰"。
② 内外：《二注》作"于内"。

夫酒客咳者，必致吐血，此因极饮过度所致也。

酒性太热，客焉不散，则肝气不清，胃气不守，乱于胸中，中焦之血，不布于经络，聚而汹，因热射肺为咳，从其咳逆之气溢出也，此伤胃致吐血者。

寸口脉弦而大，弦则为减，大则为芤；减则为寒，芤则为虚，寒虚相搏，此名曰革。妇人则半产漏下，男子则亡血。

成无己谓：减为寒者，谓阳气少也；芤为虚者，谓阴血少也。所谓革者，既寒且虚，则气血乖革[①]，不循常度。男子得之，为真阳衰而不能内固，故主亡血；女子得之，为阴血虚而不能滋养，故主半产漏下。此条出第二卷妇人证，有旋覆花汤。

亡血不可发其表，汗出则寒栗而振。

亡血则已伤荣，不可发汗以伤卫，若汗则荣卫两伤。荣行脉中，卫行脉外；荣虚则经脉空而为之振，卫虚则不温腠理而寒栗。

病人胸满，唇痿舌青，口燥，但欲漱水不欲咽，无寒热，脉微大来迟，腹不满，其人言我满，为有瘀血。

---

① 气血乖革：《二注》作"气虚血乖"。

是证瘀血，何邪致之耶？《内经》：有所堕恐，恶血留内。腹中满胀，不得前后。又谓：大怒则血菀于上。是知内外诸邪，凡有其血相①搏，积而不行者，即为瘀血也。唇者，脾之外候；舌者，心之苗；脾脉散舌下，胃脉环口旁；心主血，脾养血，血积则津液不布，是以唇痿舌青也。口燥但欲漱水不欲咽者，热不在内，故但欲漱以润其燥耳。脉大为热，迟为寒，今无寒热之病而微大者，乃气并于上，故胸满也。迟者，血积膈下也。积在阴经之隧道，不似气积于阳之肓膜。然阳道显，阴道隐，气在肓膜者，则壅胀显于外；血积隧道，惟闭塞而已，故腹不满，因闭塞，自觉其满，所以知瘀血使然也。

病者如热状，烦满，口干燥而渴，其脉反无热，此为阴伏，是瘀血也，当下之。

血，阴也，配于阳，神得之以安，气得之以和，咽得之以润，经脉得之以行。身形之中，不须臾离也。今因血积，神无以养则烦，气无以和则满，口无以润则燥，肠胃无以泽则渴。是皆阳失所配，荣卫不行，津液不化而为是病也。非阳之自强而生热者，故曰如热状。

火邪者，桂枝去芍药加蜀漆牡蛎龙骨救逆汤主之。

---

① 其血相：《二注》作"所"。

桂枝去芍药加蜀漆牡蛎龙骨救逆汤方

桂枝<small>去皮，三两</small>　甘草<small>二两，炙</small>　生姜<small>三两</small>　蜀漆<small>三两，洗去腥</small>　龙骨<small>四两</small>　牡蛎<small>五两，熬</small>　大枣<small>十二枚</small>

上为末，以水一斗二升，先煮蜀漆，减二升，内诸药，煮取三升，去滓，温服一升。

此但言火邪，不言何证。考之，即《伤寒》证脉浮，医以火逼劫之亡阳，必惊狂起卧不安者。成无己注是方曰：汗者，心之液。亡阳则心气虚，心恶热，邪内迫则心神浮越，故惊狂，卧起不安。与桂枝汤解未尽表邪；芍药益阴，非亡阳所宜，故去之；火邪错逆，加蜀漆之辛以散之；阳气亡脱，加龙骨牡蛎之涩以固之。

心下悸者，半夏麻黄丸主之。

半夏麻黄丸方

半夏　麻黄

上二味，末之，炼蜜和①丸如小豆大。饮服三丸，日三服。

《明理论》云②：悸者，心中惕惕然动，怔忡而不安也③。悸有三种：《伤寒》有正气虚而悸者，又有汗下

---

① 和：《二注》作"为"。

② 《明理论》云：《二注》无此四字。

③ 悸者，心中惕惕然动，怔忡而不安也：考《伤寒明理论》作"悸者，心忪是也。筑筑惕惕然动。"

后，正气内虚，邪气交击而悸者，病邪不同，治法亦异。正气虚者，小建中汤、四逆散加桂治之；饮水多而悸者，心属火而恶水，不自安而悸也；汗下后正气内虚，邪气交击而悸者，与气虚而悸又甚焉，治宜镇固，或化散之，皆须定其气浮也。《原病式》又谓：是病皆属水衰热旺，风火燥动于胸中，故忪忡也。若惊悸，亦以火暴制金①，不能平木，风火相搏而然。欲究心悸之邪，则非一言可尽也。或因形寒饮冷得之，夫心主脉，寒伤荣则脉不利，饮冷则水停，水停则中气不宣，脉不利，由是心火郁而致动。脉必不弱，非弦即紧。岂脉弱心气不足者，犹得用此药乎？

吐血不止者，柏叶汤主之。

柏叶汤方

柏叶　干姜各三两　艾三把

上三味，以水五升，取马通汁一升，合煎，取一升，分温再服。

夫水者，遇寒则沉潜于下，遇风则波涛于上。人身之血，与水无异也，得寒之和，则居经脉，内养五脏，得寒之凛冽者，则凝而不流，积而不散；得热之和者，则运行经脉，外充九窍；得热之甚者，风自火狂，则波涛汹起。由是观之，吐衄者，风火也。

---

① 火暴制金：《二注》作"火药劫金"。

下血，先便后血，此远血也，黄土汤主之。

黄土汤方

干地黄　黄芩　附子炮　阿胶　白术　甘草各三
两　灶下黄土半斤

上七味，以水八升，煮取三升，分温二服。

肠胃者，阳明二经也。阳明主合，气本收敛。血上
者为逆，下者为顺，以下血者言之，胃居大肠之上，若
血聚于胃，必先便后血，去肛门远，故曰远血。若血聚
大肠，去肛门近，故曰近血。虽肠胃同为一经，然胃属
土，所主受纳转输；大肠属金，所主传送；而土则喜温
恶湿，金则喜寒恶热，二者非惟远近之殊，其喜恶亦异。
治远血者，黄土汤主之。然则血聚于胃者，何也？盖血
从中焦所化，上行于荣，以配于卫，荣卫之流通变化，
实胃土所资也。胃与脾为表里，胃虚不能行气于三阳，
脾虚不能行津于三阴，气日以衰，脉道不利，或痹而不
通，其血中积，随其逆而出，或呕或吐，或衄或泄也。
若欲崇土以求类，莫如黄土，黄者，土之正色也；更以
火烧之，火乃土之母，土得母燥而不湿，血就温化，则
所积者消，所溢者止。阿胶益血，以牛是土畜，亦是取
物类；地黄补血，取其象类；甘草、白术，养血、补胃、
和中，取其味类；甘草缓附子之热，使不僭上。是方之
药，不惟治远血而已，亦可治久吐血、胃虚脉迟细者，
增减用之。盖胃之阳不化者，非附子之善走不能通诸经
脉，散血积也；脾之阴不理者，非黄芩之苦不能坚其阴，

以固其血之走也；黄芩又制黄土、附子之热，不令其过，故以二药为使。

下血，先血后便，此近血也，赤小豆当归散主之。方见狐惑。

此出大肠，故先血后便。以湿热之毒蕴结，其血不入于经，渗于肠中而下。赤小豆能行水湿，解热毒，《梅师方》、《必效方》皆用此一味治下血。况有当归破宿养新，以名义观之，血当有所归，则不妄行矣。

心气不足，吐血、衄血，泻心汤主之。

泻心汤方 亦治霍乱。

黄连　黄芩各一两　大黄二两

上三味，以水三升，煮取一升，顿服之。

心者属火，主血。心气不足者，非心火之不足，乃真阴之不足也。真阴不足，则火热甚而心不能养血，血从热溢为吐衄。大黄、黄芩，《本草》治血闭吐衄者用之，而伤寒家以泻心汤之苦寒，泻心下之痞热。是知此证以血由心热而溢，泻其心之热而血自安矣。如麻黄、桂枝治衄，衄为寒邪郁其经脉，化热迫成衄也。故散寒邪，寒邪散则热解，热解则血不被迫而自安矣。此用泻心汤正其义也。若《济众方》用大黄治衄血，更有生地汁，则是治热凉血，亦泻心汤类耳。

呕吐哕下利病脉证治第十七

论一首　脉证二十七条　方二十三首

夫呕家有痈脓，不可治呕，脓尽自愈。

上卷肺痈证，必先咳而久久吐脓如米粥，桔梗汤、白散皆主之。而此不言痈之所在，知其非肺痈可知。经曰：热聚于胃口而不行，胃脘为痈。胃脘属阳明经，阳明气逆则呕，故脓不自咳出，从呕而出，脓亦不似肺痈之如米粥者也。出胃脘，从温①化而聚结成脓，当如结痰蛤肉者，谓不可治，不必治其呕，呕自脓之瘀薰蒸谷气，故呕。若脓出则呕自愈。夫痈之在胃脘上口者则然，若过乎中，在膈之下者，脓则不从呕出，而从大便出矣。

先呕却渴者，此为欲解；先渴却呕者，为水停心下，此属饮家。呕家本渴，今反不渴者，以心下有支饮故也，此属支饮。

---

① 温：《二注》作"湿"。

《伤寒》言呕，多有因：因热、因寒、因水、因饮，皆属胃家病。此独以水饮者，分三节言之。初一段先呕却渴者，为饮而呕，呕则饮去，饮去则阳气回，津液犹未布，故渴耳。虽渴，终以邪去正回而必解也。第二段先渴却呕者，即前痰饮条中小半夏茯苓汤主之。第三段本渴，今反不渴，亦痰饮条中小半夏茯苓汤主之。

问曰：病人脉数，数为热，当消谷引食，而反吐者，何也？师曰：以发其汗，令阳微，膈气虚，脉乃数，数为客热，不能消谷，胃中虚冷故也。脉弦者，虚也，胃气无余，朝食暮吐，变为胃反。寒在于上，医反下之，令脉反弦，故名曰虚。

凡脉以候病，阳盛则数，阴盛则迟。今言阳微而脉数，数而复胃中冷，其理安在？盖脉病不可以概论也。此数由药之遗热所客，胃中冷，由阳不足而致，何也？中焦者，阴阳之界，汗剂必用辛温发散，不当汗而汗，损其上脘①阳分，致令阳微，膈气虚，药之遗热，从阳分②而变，遂成数脉，故云客热非阳盛也。虽有客热，胃中之阳气不足，故曰胃中虚冷也。医反以寒剂泻之，复损阴分之阳，故脉双弦。上下之阳俱不足，虽当日暮行阴之时，阳亦不能入于下，则糟粕不能输大小肠，不

---

① 上脘：《二注》作"中脘"。
② 阳分：《二注》作"阴分"。

能输，将亦不能安于中，必吐而复出也。故曰胃气无余，朝食而暮吐也。

寸口脉微而数，微则无气，无气则荣虚，荣虚则血不足，血不足则胸中冷。

此条叙脉不叙证，何也？上条以脉数为客热，此独言气血虚，又何也？亦承上条而言也。上条以汗下之过而致病脉之若是，此条以上焦荣卫之不逮，亦致反胃之证，故不复叙，惟言脉之本象。阳脉动而健，阴脉静而翕，两者和合，不刚不柔，不疾不迟。今微而数，微乃失阳之象，数乃失阴之体，奚止客热而已？胸中，荣卫之海，荣卫虚而不充于胸中，故胸中冷矣。夫荣卫之气出入脏腑，健运周身，本生于谷，复消其谷；荣卫非谷不实，谷非荣卫不化，所以胸中冷者亦必致胃不纳谷也。王冰释《内经》曰：食入反出，是无火也。虽然谓之冷，当以正气不足论之。正气者，阴阳之精，非寒非热，卫和纯粹，不宜以之为冷，与寒邪同治。若以热治寒，不惟反助客热，且复耗其阳，损其阴①矣。所谓客热者，不独以上条药之所遗，若五脏厥阳之火乘克于中土者，皆足以客之。况多得于七情郁发之所致欤？夫膏粱之变，皆足成客热，安可复投之以热乎？吁！世人治是病，非丁、附则姜、桂，孰知正气果何如则复也哉。

_____

① 耗其阳，损其阴：《二注》作"耗其气，损其阳"。

趺阳脉浮而涩，浮则为虚，涩则伤脾，脾伤则不磨，朝食暮吐，暮食朝吐，宿谷不化，名曰胃反。脉紧而涩，其病难治。

趺阳者，胃脉之所过，故候胃脉必于是焉。脾与胃以膜相连，皆属于土；土有阴阳，胃为阳土，脾为阴土；阳主气，主动；阴主血，主静。今谓脾伤不能磨，何哉？此阴阳互为体用之义也。阴阳交则体用乃行。盖阳参于阴，则阴能动而不为凝结；阴参于阳，则阳能固而不为飞扬。斯脾动则脉不涩，胃固则脉不浮；若浮则胃家虚而谷不能腐熟，涩则脾血伤而谷不得消磨。所以在朝当阳时食入者，至暮行阴时反出；在暮当阴时食入者，至阳时亦出，以其两虚，不能参合，莫得转输于大小肠也。河间云：趺阳脉紧，为难治。胃之上脘血亡，则并膈间皆涩不利，食不下入，脾脱血亡①，并大小肠皆枯而糟粕不下，食虽入必反出也。

病人欲吐者，不可下之。

欲吐，以其邪在阳也。若下，不惟逆治其阳，又反伤其无过之阴，岂独反胃而已？其为害可胜言哉？

哕而腹满，视其前后，知何部不利，利之则愈。

---

① 脾脱血亡：《二注》作"脾统血，血亡"五字。

184

呕而胸满者，茱萸汤主之。

茱萸汤方

吴茱萸一升　人参三两　生姜六两　大枣十二枚

上四味，以水五升，煮取三升，温服七合①，日三服。

《伤寒》以是方治食谷欲呕阳明证，以中焦反寒也。吴茱萸能治内寒降逆；人参补益阳气；大枣缓脾；生姜发越胃气，且散逆止呕。逆气降，胃之阳行，则腹痛消矣。此脾脏阴盛逆胃，与夫肾肝下焦之寒上逆于中焦而致者，即用是方治之。若不于中焦，其脏久寒者，则以本脏药佐之。如厥阴手足厥冷，脉细欲绝，内有久寒者，于当归四逆加吴茱萸、生姜是也。

干呕，吐涎沫，头痛者，茱萸汤主之。方见上

此证亦出《伤寒》厥阴证中。成注：干呕，吐涎沫者，里寒是也；头痛者，寒气上攻也。用是温里散寒。与上条呕而腹满者，病异药同，盖同是厥阴乘于土故也。

呕而肠鸣，心下痞者，半夏泻心汤主之。

半夏泻心汤方

半夏半升，洗　黄芩　干姜　人参各三两　黄连一两　大枣十二枚　甘草三两，炙

---

① 七合：《二注》作"一升"。

上七味，以水一斗，煮取六升，去滓，再煮取三升，温服一升，日三服。

《伤寒论》呕而心下痞者，有属半表半里，亦有属里。半表半里者，泻心汤；治属里者，则以十枣汤、大柴胡汤；如心下痞，腹中鸣，有水气不利，则以生姜泻心汤治；有下利完谷不化，则以甘草泻心汤治；治痞，恶寒、汗出者，用附子；关上脉浮者，用大黄。心下痞，又不独泻心汤治，或用解表，或用和里，或吐或下，或调虚气，随所宜而施治。自今观之，是证由阴阳不分，塞而不通，留结心下为痞，于是胃中空虚，客气上逆为呕，下走则为肠鸣，故用是汤分阴阳，水升火降，而留者去，虚者实。成注是方：连、芩之苦寒入心，以降阳而升阴也；半夏、干姜之辛热，以走气而分阴行阳也；甘草、参、枣之甘温，补中而交阴阳，通上下也。

干呕而利者，黄芩加半夏生姜汤主之。

黄芩加半夏生姜汤方

黄芩三两　甘草二两，炙　芍药一两　半夏半升　生姜三两　大枣十二枚

上六味，以水一斗，煮取三升，去滓，温服一升，日再夜一服。

《伤寒论》太阳与少阳合病，自下利；若呕，有黄芩加半夏生姜汤主之。成注：太阳阳明合病，自下利，为在表，与葛根汤发汗；阳明少阳合病，自下利，为在里，

186

可与承气汤下之；太阳少阳合病，为半表半里，则以是汤和解之。论方药主治，则曰：黄芩之苦，芍药之酸，以敛肠胃之气；甘草、大枣之甘，以补肠胃之弱；半夏、生姜散逆也。

诸呕吐，谷不得下者，小半夏汤主之。方见痰饮中。

呕吐，谷不得下者，有寒有热，不可概论也。属热者，王冰所谓谷不得入，是有火也。此则非热非寒，由中焦停饮，气结而逆，故用小半夏汤。

呕吐而病在膈上，后思水者，解，急与之。思水者，猪苓散主之。

猪苓散方

猪苓　茯苓　白术各等分

上三味，杵为散，饮服方寸匕，日三服。

《伤寒论》：太阳病发汗后，胃中干，欲得水者，少少与之，令胃中和则愈。若小便不利，微热消渴者，不可与。以汗多，胃中燥，猪苓汤复利其小便故也。盖呕吐犹汗之走津液，膈上犹表也，何用药不同？盖二方以邪内连下焦，故不用泽泻、滑石、阿胶、猪苓之味淡，从膈上肺部渗其积饮。又防水入停腹；白术和中益津，使水精四布，去故就新。奚必味多，但用之得其当尔。

呕而脉弱，小便复利，身有微热，见厥者，难治。四逆汤主之。

四逆汤方

附子一枚，生用　　干姜一两半　　甘草二两，炙

上三味，以水三升，煮取一升二合，去滓，分温再服。强人可大附子一枚，干姜三两。

谷入于胃，长养于阳，脉道乃行。今胃不安于谷，以致呕，故其气不充于脉，则脉弱；下焦虚，则小便自利；迫阳于表则微热；经脉虚则寒厥。夫阳者，一身之主，内外三焦虚寒如此，诚难治矣。苟有可回之意，必以四逆回阳却阴也。

呕而发热者，小柴胡汤主之。

小柴胡汤方

柴胡半斤　　黄芩三两　　人参三两　　甘草三两　　半夏半升　　生姜三两　　大枣十二枚

上七味，以水一斗二升，煮取六升，去滓，再煎取三升，温服一升，日三服。

《伤寒论》出太阳证，又出厥阴证。小柴胡汤，本少阳半表半里药也，何为太阳厥阴亦治之？盖太阳传里而未尽入，厥阴受传而未尽受，二者俱在半表半里之间，故呕而发热。病同则方亦同也。自此而言，病之半表半里，岂独伤寒有哉？故更集《要略》。

胃反呕吐者，大半夏汤主之。《千金》云：治胃反，不受食，食入即吐。《外台》云：治呕，心下痞硬者。

188

大半夏汤方

半夏二升，洗完用　人参三两　白蜜一升

上三味，以水一斗二升，和蜜扬之二百四十遍，煮药取二升半，温服一升，余分再服。

阳明，燥金也，与太阴湿土为合，腑脏不和，则湿自内聚，为痰为饮；燥自外凝，为胃脘痛；玄府干涸，而胃之上脘尤燥，故食难入，虽食亦反出也。半夏解湿饮之结聚，分阴阳，散气逆；人参补正；蜜润燥，以水扬之者，《内经》曰：清上补下，治之以缓。水性走下，故扬之以缓之，佐蜜以润上脘之燥也。

食已即吐者，大黄甘草汤主之。《外台》方又治吐水。

大黄甘草汤方

大黄四两　甘草一两

上二味，以水三升，煮取一升，分温再服。

胃气生热，其阳则绝，盖胃强则与脾阴相绝，绝则无转运之机，故食入即吐也。用大黄泻大热，甘草和中耳。

胃反，吐而渴，欲饮水者，茯苓泽泻汤主之。

茯苓泽泻汤方《外台》治消渴脉绝，胃反吐食之者，有小麦一升。

茯苓半斤　泽泻四两　甘草二两　桂枝二两　白术

189

三两　　生姜四两

上六味，以水一斗，煮取三升，内泽泻，再煮，取二升半，温服八合，日三服。

胃反，吐，津液竭而渴矣。斯欲饮水以润之，更无小便不利，而用此汤何哉？盖阳绝者，水虽入而不散于脉，何以滋润表里，解其燥郁乎？惟茯苓之淡，行其上；泽泻之咸，行其下；白术、甘草之甘，和其中；桂枝、生姜之辛，通其气，用布水精于诸经，开阳存阴而治荣卫也。

吐后，渴欲得水而贪饮者，文蛤汤主之。兼主微风、脉紧、头痛。

文蛤汤方

文蛤五两　　麻黄　　甘草　　生姜各三两　　石膏五两
杏仁五十个　　大枣十二枚

上七味，以水六升，煮取二升，温服一升，汗出即愈。

是汤即大青龙去桂枝加文蛤也。大青龙主发散风寒两感，此证初无外邪，而用之何哉？夫天地之气、人之饮食之气，分之虽殊，合之总属风寒湿热之气化耳。足太阳膀胱，本寒水之经也，先因胃热而吐，吐竭其津，遂渴欲饮水。饮多则水气内凝，其寒外感，而腠理闭矣。故将文蛤散水寒，麻黄、杏仁开腠理、利肺气，甘草、姜、枣发荣卫，石膏解肌表内外之郁热也。而又谓主微

190

风、脉紧、头痛者何？盖风热循膀胱上入巅，覆其清阳，则为头痛，而肾邪亦从而泛溢，故同一主治也。

干呕、吐逆，吐涎沫，半夏干姜散主之。

半夏干姜散方

半夏　干姜各等分

上二味，杵为散，取方寸匕，浆水一升半，煮取七合，顿服之。

干呕、吐涎沫者，由客邪逆于肺，寒主收引，津液不布，遂聚为涎沫也。用半夏、干姜之辛热，温中燥湿；浆水之酸，收而行之，以下其逆，则其病自愈矣。

病人胸中似喘不喘，似呕不呕，似哕不哕，彻心中愦愦然无奈者，生姜半夏汤主之。

生姜半夏汤方

半夏半升　生姜汁一升

上二味，以水三升，煮半夏取二升，内生姜汁，煮取一升半。小冷，分四服，日三、夜一服，呕止，停后服。

夫阳气受于胸中，布气息为呼吸；胸中，心肺之分，清气之道也，阴邪闭之，则阻其呼吸往来，令气或促、或搏、或逆，有似乎喘呕与哕也；且心舍神者也，聚饮停痰，则神不宁，故彻心愦愦然无奈也。用半夏之辛温，燥其湿饮；生姜之辛热，散寒折逆，则阳得以布，气得

191

以调，斯病可愈耳。

干呕，哕，若手足厥者，橘皮汤主之。

橘皮汤方

橘皮四两　生姜半斤

上二味，以水七升，煮取三升，温服一升，下咽即愈。

（二十三）哕逆者，橘皮竹茹汤主之。

橘皮竹茹汤方

橘皮二斤　竹茹二斤　大枣三十枚　生姜半斤　甘草五两　人参一两

上六味，以水一斗，煮取三升，温服一升，日三服。

中焦者，脾胃也。土虚则在下之木得以乘之，而谷气因之不宜，变为哕逆。用橘皮理中气而升降之；人参、甘草，补土之不足；生姜、大枣，宣发谷气，更散其逆；竹茹性凉，得金之正，用之以降胆木之风热耳。

夫六腑气绝于外者，手足寒，上气，脚缩；五脏气绝于内者，利不禁，下甚者，手足不仁。

六腑主表，为阳；五脏主里，为阴。阳为卫，阴为荣。六腑绝，卫先不行于外，故手足寒；阳主升，在息为呼，外绝则气上出，出而不返则下绝，下绝则筋急，故脚踡缩也。五脏绝，荣先不行于内，则阴气去，大便属阴，故下利不禁，甚则血离于外，故手足不仁。

下利脉沉弦者，下重；脉大者，为未止；脉微弱数者，为欲自止，虽发热不死。

仲景《伤寒论》厥阴证中注云：沉为在里，弦为拘急，里气不足主下重，脉大则病进，为利未止；脉弱数者，邪气微而阳气复，为欲自止。虽发热，正由阳胜，非邪逆也。成注如此。然弱阴不敌所回之阳，发热甚者，亦必治之，但不死而已，恐亦不宜大热。《内经》曰：下利发热者死。虽然不惟厥阴，少阴下利亦然。《伤寒论》谓：脉紧，下利；脉暴微，手足温，利自愈。又谓：下利手足不逆冷，反发热者不死。是皆少阴下利者说也，非滞下之利，滞下则多热，若更发热，必难治。

下利，手足厥冷，无脉者，灸之不温；若脉不还，反微喘者，死。少阴负趺阳者，为顺也。

手足，诸阳之本，十二经脉之所由起也。论曰：脉者血之府；气主煦之，血主濡之。是气司脉之动息，血充脉之形体也。血不自至，必气以运之，气即阳也、火也，若阴寒之气盛，则阳火之气衰，不能布散通于经脉，津液亦不行，聚而下利，所以脉无而手足冷矣。若残阳尚根于中，未竭于脏者，则以艾灸接引孤宿之火，布散经脉，手足温则生；其阳已绝于脏，止息呼吸之息，用艾灸之，无根之阳反从艾火上炎，奔迫为喘而脱矣，故死。夫趺阳胃脉，土也；少阴肾脉，水也。负者，克也。若少阴受负于趺阳，是后天之阳尚存，阴寒犹可回也。仲景谓下利脉不出者，属少阴，灸少阴穴。此虽不言所灸之处，系厥阴证中，则必当灸厥阴之穴也。

下利，有微热而渴，脉弱者，今自愈。

此条亦在厥阴证中。以上条发热、下利观之，若同而异。彼以脉弱数为阳复而阳胜，惟言不死耳；此脉独弱，乃阴退阳复，在表作微热，在里作渴，终不与热甚更胜者同，故曰自愈。虽然，病在乎审察毫厘，不惟热有微甚，渴亦不可一途论也，如少阴伤寒五六日，自利而渴，小便白者，则为肾虚引水自救。病之变端，岂一言可尽乎？

下利脉数，有微热，汗出，今自愈；设脉紧，为未解。

厥阴证中注谓：下利，阴证也；脉数，阳病也，阴病见阳脉者生。微热汗出，阳气得通也。虽然，本经亦自有阴阳退复之义，何也？《内经》曰：厥阴之上，中见少阳。厥阴者，两阴交尽而阳乃复，阴是其本，阳是其标，从本则寒，从标则热，所以厥阴不治标本，从乎中治。此下利者，是其本之阴寒过也；其脉数、微热、汗出，是其标之阳火复也，复则内之阴邪从而之表，发热汗出而散，散则标本和，不治自愈。设脉紧，为寒胜，故未解。

下利，脉数而渴者，今自愈；设不差，必清脓血，以有热故也。

仲景少阴证中下利、便脓血者，悉属虚寒，以桃花汤主治；留聚者刺之。此厥阴圊脓血者为热何？盖为脉数而有热也。少阴桃花主者，脉必不数也。此数非先有热，初因阴盛而后阳复胜之，故数。脉数而渴，今自愈，以阳复可退其阴寒也。更不差，则是复之过，更胜其阴，遂阳热而圊脓血也。非若上条微热而渴、脉弱者，脉弱则热不甚，不甚则不能更胜，惟与阴和而已。脉数下利又不止，故成胁热也。

下利，脉反弦，发汗身汗者，自愈。

此脉初不弦，后乃弦，故曰脉反弦。弦者，必轻虚，春脉也，见少阳之气升发矣。阳气久为阴寒所覆，下陷聚液成利，一旦得升发之，攻其阴邪，从而之表，发汗而散，故利自愈。与上条脉数微热汗出不同，其自表而解之义则同也。

下利气者，当利其小便。

下利气者，气与利俱下也。由气不化，以致水谷不分，并于下焦而成利。然阴前通则阳气行，气行则水谷分而利止矣。

下利，寸脉反浮数，尺中自涩者，必清脓血。

此证亦出《伤寒》厥阴篇中。寸以候阳，尺以候阴，阳为气，阴为血。下利本属阴寒之病，当脉沉；今反寸脉浮数，则是阳盛于上，而下不与阴和。阴，血也；血不得与气和，则不荣经，不藏于肝，则散入肠胃，故尺脉涩。血积为脓也，须用利而出之。

下利清谷，不可攻其表，汗出必胀满。

成注：下利者，属胃虚也；胃为津液之府，发汗亡液，故胃愈虚，必胀满。固然①也，何仲景不叙于阳明、太阴病中，而叙于厥阴证？盖有说焉。清谷非飧泄软？《内经》曰：清气在下，则生飧泄。清阳之气，既苍天之气，自肝木而生，少阳主生气者也。其气当升发于上，若反入于下，则谷气升转不得举矣。故食入则完出。清阳下陷，即少阳伏于厥阴之中。今不从厥阴起其少阳，乃反攻无辜之表，强发胃中谷气之津液，故虚其胃而作胀满也。

下利，脉沉而迟，其人面少赤，身有微热，下利清谷者，必郁冒汗出而解，病人必微厥。所以然者，其面戴阳，下虚故也。

成注：下利清谷，脉沉而迟，里有寒也；面少赤，身有微热，表未解也。病人以下虚渐厥，表邪欲解，临汗之时，以里气先虚，必郁冒，然后汗出而解。以余观之，仲景叙六经形证，未尝不由表而入里，岂可便以身

微热为表邪未解乎？宁知不因邪入厥阴也。厥阴气化为里寒，格阳于外而然也。里寒则下利清谷，必微厥；阳格于外则身微热；格于上则面赤，故曰面戴阳而下虚。下虚者，为下无阳也。然阳欲复，必深入与阴争，阴虽不得拒格，然犹散走发其阳，而阳不得宣通，怫然神昏，故为郁冒，郁冒然后阳胜，而阴出为汗矣。

下利后脉绝，手足厥冷，晬时脉还，手足温者生，脉不还者死。

亦在厥阴证中。脉者气血之候，下利脉绝，不惟无阳，亦且无阴。气血，养神者也；气血亡，其脉亦绝。晬时复还，手足温，此可见气血未之暂息耳，故生；脉不还，则亡矣，故死。所谓生者，非不治自生；救其气血，止其利也。如前条无脉而厥，灸之者，亦是一治法也。又少阴下利清谷，手足厥逆，脉微欲绝者，以通脉四逆治；利止脉不出，加人参补正，以救其亡血。病有二经之异，然厥而无脉则一。此证利止，手足温，脉虽不还，亦可治也①。

下利，腹胀满，身体疼痛者，先温其里，乃攻其表。温里宜四逆汤；攻表宜桂枝汤。

四逆汤方 方见上

---

① 脉虽不还，亦可治也：《二注》作"脉还，始可治"。

桂枝汤方

桂枝三两，去皮　　芍药三两　　甘草二两，炙　　生姜三两，切　　大枣十二枚

上五味，㕮咀，以水七升，微火煮取三升，去滓；适寒温服一升。服已，须臾，啜稀粥一升余，以助药力。温覆令一时许，遍身漐漐微似有汗者益佳，不可令如水淋漓，若一服汗出病差，停后服。

出厥阴证中。盖内有虚寒，故下利腹胀满；表邪未解，故身体疼痛。以下利为重，先治其里，后治其表者，若《伤寒论》太阳证：以医下之，续得下利清谷，身疼痛者，当先以四逆治其里；清便自调，然后以桂枝救其表，即此意。

下利，三部脉皆平，按之心下坚者，急下之，宜大承气汤。

《伤寒论》坚作硬。注曰：下利，脉当微厥，今反和者，此为内实也。下利三部脉平，此非和平之平，气下泄矣。或有宿食寒热结于中焦，故硬则邪甚也。宜大承气下之。

下利，脉迟而滑者，实也，利未欲止，急下之，宜大承气汤。

成注：脉迟者，食干物得之；滑者，谷气实。脾胃不消水谷，以致下利者，与大承气去宿食，利自止矣。

198

下利，脉反滑者，当有所去，下乃愈，宜大承气汤。

下利，虚证也；脉滑，实证也。以下利而反见滑脉者，当有所去也。上章以内实而阻经气，故兼迟。此乃滑动而欲去，故惟见滑，然皆有形之实证，故并用大承气。

下利已差，至其年月日时复发者，以病不尽故也，当下之，宜大承气汤。

大承气汤方 见痉病中。

因四时之气所感而为积者，必有所合之脏蓄之。病下利已，去不尽，非其时，则所感之脏气不王，故积伏而不动；再遇其时，则乘王而动，动则下利复作。肠胃病积聚不尽，故当下之。

下利谵语者，有燥屎也，小承气汤主之。

小承气汤方

大黄四两　厚朴三两，炙　枳实大者三枚，炙

上三味，以水四升，煮取一升二合，去滓，分温三服。得利则止。

《伤寒论》凡谵语、燥屎，悉在阳明。此独出厥阴病。成注：谵语、燥屎为胃实，下利为肠虚。不言厥阴之由。何也？尝考阳明证无下利论，惟与少阳合病者有之，少阳木克土而下利也；若自利，则为阳陷下，必死。

然则《伤寒》以阳明无下利者，阳明乃两阳合明，属热，其手经更属之燥金。经主合，于是燥热易于闭结，津液易于耗竭，更遇邪热入府，热甚为谵语，燥甚为屎结，故阳明无下利病也。今下利多出厥阴者，乃两阴交尽之极而复升，如邪热传入于阴，屈而未得伸者，遂从其阴降而为下利矣。故下利证多少阴厥阴也。盖阳明燥金屈其木，不得升，遂为厥阴下利之证，厥阴尽而变升者，又是苍天之气清净，清气贵乎发越，《内经》清气在下，则飧泄也。在《伤寒》邪热所传言之，阳明无下利证。若经气所属者言之，则阳明病下利亦多矣；阳明与太阴为表里，尽属于湿，经曰：湿胜则濡泻；阳明又属燥金，一脏一腑，亦常更胜，太阴胜则内外俱湿，故身重而泻；阳明胜则燥热郁甚，亦宜有燥屎焉，不必外之传热而后有也，故宜下岂独伤寒已哉。

下利，便脓血者，桃花汤主之。

桃花汤方

赤石脂一斤，一半锉，一半筛末　干姜一两　粳米一升

上三味，以水七升，煮米令熟，去滓，温七合，内赤石脂末方寸匕，日三服。若一服愈，止后服。

此少阴证。少阴，肾水也。肾寒则水盛，与血相搏，渗入肠间，积久化腐，遂成便脓。成注：下焦不约而里寒。用赤石脂寸匕，日三服，一服愈即止，涩以固肠胃

虚脱；干姜散寒；粳米补胃。然赤石脂在血理血，在水理水，在脱则固，在涩则行。所以知其行涩也。《本草》用治难产、胞衣不下。干姜非惟散寒，且能益血、止血。欲诸药入肠胃，必粳米引之也。虽然有不可固者，如云便脓血者可利，利非行气血乎？然气血欲行者不可涩，涩者不可行，两者实相反。仲景两出之，后人不可不审也。若成注：阳明下利便脓血者，协热也。岂阴经病尽属脏寒，而不有其邪热畜之者乎？病邪相乘，不可一言穷矣。仲景不过互相举例，以俟后人之消息处治耳。

热利下重者，白头翁汤主之。

白头翁汤方

白头翁二两　黄连　黄柏　秦皮各三两

上四味，以水七升，煮取三升，去滓，温服一升；不愈更服。

此亦厥阴证中。成注：热伤气，气虚不利，则后重；下焦虚，以绝苦之味坚之。虽然后重不可概论，前条有下利沉弦者，下重，为气虚寒不能升举也。然亦有热伤为气滞闭塞者，有血虚者，有血涩者。大孔痛亦然，不独气虚不能升也，大率皆因燥气外郁束敛所致。刘河间谓下利由燥郁肠胃之外，湿聚肠胃之内。又谓血行则粪自止，气行则后重除；解燥郁必分寒热之微甚，热微用辛温以行气，热甚用苦寒以治热。张子和歌曰：休治风，休治燥，治得火时风燥了。血虚补之，涩者行之，血调则气和，气和则郁解。用苦寒以治燥，宁独坚其下焦之虚乎？《要略》于下利一证，独引《伤寒》少阴厥阴二论为多，然其论中必先指何经，今则去其经名或节①所病之原，将谓伤寒有传变之故？杂病则不问其传否，随所病之处而云故耳。盖产后下利虚极，亦用白头翁汤者，可概见矣。

下利后，更烦，按之心下濡者，为虚烦也，栀子豉汤主之。

栀子豉汤方

栀子十四枚，炒　香豉四合，绵裹

上二味，以水四升，先煮栀子，得二升半，内豉，煮取一升半，去滓；分二服，温进一服，得吐则止。

《伤寒论》太阳病，用药下后而虚烦者，仍叙太阳证中。此必自下利虚烦，不由他证，故注叙厥阴证中。虽有二经之异，然热乘虚入客，病烦则一，皆用栀豉汤之苦寒，吐其客热也。

下利清谷，里寒外热，汗出而厥者，通脉四逆汤主之。

通脉四逆汤方

附子大者一枚，生用　干姜三两，强人可四两　甘草二

---

① 名或节：《二注》作"与各部"。

两，炙

上三味，以水三升，煮取一升二合，去滓，分温再服。

里寒外热，格阳于外也；阳不得内和，故下利清谷；阴不得外和，故发身热。凡汗出于阴，阳气和则热解；此出于相格，故热不去而阳气反虚，不能布于手足，而厥不止者死；发热汗不止者亦死。此二证兼之犹可治者，为其厥未至阳绝，汗未至阴脱也。方解见《明理论》矣。然尚有可言者：附子之热，走而不止，通行经脉，自里达表，以至手足，止汗治厥也；干姜之热，止而不走，内守腑脏，消谷养正；甘草温补中气，以和阴阳，解其拒格，更调二药之走止，合适其用也。

下利肺痛，紫参汤主之。

紫参汤方

紫参半斤　甘草三两

上二味，以水五升，先煮紫参，取二升，内甘草，煮取一升半，分温三服疑非仲景方。

下利，肠胃病也。乃云肺痛，何哉？此大肠与肺合故也。大抵肠中积聚，则肺气不行；肺有所积，大肠亦不固，二害互为病。大肠病而气塞于肺者痛，肺有积者亦痛，痛必通，用紫参，《本草》谓主心肺积聚，疗肠胃中热积，九窍可通，大小便可利，逐其陈，开其道；佐以甘草和其中外，气通则愈，积去则利止。注云非仲景方，以紫参非仲景常用也。

气利，诃梨勒散主之。

诃梨勒散方

诃梨勒十枚，煨

上一味，为散，粥饮和，顿服_{疑非仲景方}。

治病有轻重，前言气利，惟通小便，此乃通大便。盖气结处阴阳不同，举此二者为例。六经皆得结而为利，各有阴阳也。诃梨勒有通有涩，通以下涎，消宿食，破结气；涩以固肠脱，佐以粥饮，引肠胃，更补虚也。

疮痈肠痈浸淫病脉证并治第十八

论一首　脉证三条　方五首

诸浮数脉，应当①发热，而反洒淅恶寒，若有痛处，当发其痛。

师曰：诸痈肿，欲知有脓无脓，以手掩肿上，热者为有脓，不热者为无脓。

肠痈之为病，其身甲错，腹皮急，按之濡，如肿状，腹无积聚，身无热，脉数，此为肠内有痈脓，薏苡附子败酱散主之。

薏苡附子败酱散方

薏苡仁十分　附子二分　败酱五分

上三味，杵为末，取方寸匕，以水二升，煎减半，顿服；小便当下。

---

① 当：《二注》无此字。

肠痈者，少腹肿痞，按之即痛，如淋，小便自调，时时发热，自汗出，复恶寒。其脉迟紧者，脓未成，可下之，当有血。脉洪数者，脓已成，不可下也，大黄牡丹汤主之。

大黄牡丹汤方

大黄四两　牡丹皮一两　桃仁五十个　瓜子半升
芒硝三合

上五味，以水六升，煮取一升，去滓，内芒硝，再煎沸，顿服之。有脓当下，如无脓，当下血。

问曰：寸口脉微而涩，法当亡血若汗出。设不汗者云何？答曰：若身有疮，被刀斧所伤，亡血故也。

病金疮，王不留行散主之。

王不留行散方

王不留行十分，八月八日采取　蒴藋细叶十分，七月七日采取　桑东南根白皮十分，三月三日采　川椒三分，除目及闭口者，去汗　甘草十八分　黄芩二分　干姜二分　厚朴二分　芍药二分

上九味，桑根皮以上三味，烧灰存性，勿令灰过。各别杵筛，合治之为散，服方寸匕。小疮即粉

之，大疮但服之，产后亦可服。如风寒，桑东根勿取之。前三物皆阴干百日。

排脓散方

枳实十六枚　芍药六分　桔梗二分

上三味，杵为散，取鸡子黄一枚，以药散与鸡黄相等，揉合令相得，饮和服之。日一服。

排脓汤方《要略》注曰：以上两方概治疮痈不能散者，不独为肠痈、肿痛设也。

甘草二两　桔梗三两　生姜一两　大枣十枚

上四味，以水三升，煮取一升，温服五合，日再服。

浸淫疮，从口流向四肢者，可治；从四肢流来入口者，不可治。

从口向四肢，由上及下，由内及外，散也。火热散则易消，反聚则难治，因久久愈热也。经云：夏脉太过，令人肤痛为浸淫。盖夏脉洪大，心主火，脉主心也。故曰：三部洪数心家热，舌上生疮唇破裂。然必非其时有其气则然，若立夏得洪大脉，又非所论可知矣。

浸淫疮，黄连粉主之。方未见。

泻手少阴之火，火去而气血自复矣。

趺蹶手指臂肿转筋阴狐疝蛔虫病脉证治第十九

论一首　脉证一条　方五首

师曰：病趺蹶，其人但能前，不能却，刺腨入二寸，此太阳经伤也。

病人常以手指臂肿动，此人身体𥆧𥆧者，藜芦甘草汤主之。

藜芦甘草汤方 未见。

转筋之为病，其人臂脚直，脉上下行，微弦。转筋入腹者，鸡屎白散主之。

鸡屎白散方

鸡屎白

上一味，为散，取方寸匕，以水六合，和，温服。

阴狐疝气者，偏有小大，时时上下，蜘蛛散主之。

蜘蛛散方

蜘蛛十四枚，熬焦　桂枝半两

上二味，为散，取八分一匕，饮和服，日再服。蜜丸亦可。

厥阴之筋病也。狐，阴兽，善变化而藏。睾丸上下，有若狐之出入无时也。足厥阴之筋上循阴股，结于阴器，筋结故偏有小大，气病故时时上下也。蜘蛛布网取物，其丝右绕，从外而内，大风不坏，得乾金旋转之义，故主治风木之妖狐；配桂枝以宣散厥阴之气结。

问曰：病腹痛有虫，其脉何以别之？师曰：腹中痛，其脉当沉，若弦，反洪大，故有蛔虫。

腹痛，中焦湿土之为病也。腹为阴，痛为阴类，故脉当沉。若脉弦，是见厥阴风木之象矣。反洪大者，风木盛而生火，风木之邪贼伤中土，湿热不攘则生虫，故曰诸虫皆生于风也。东方生风，在地为木，在体为筋，在脏为肝，风伤筋，此因风伤而生虫，故虫乃厥阴肝筋之为病也，是以伤寒蛔厥在《厥阴篇》内，此章蛔痛列于筋病篇中。

蛔虫之为病，令人吐涎，心痛，发作有时。毒药不止，甘草粉蜜汤主之。

甘草粉蜜汤方

甘草二两　粉一两重　蜜四两

上三味，以水三升，先煮甘草，取二升，去滓，内粉、蜜，搅令和，煎如薄粥，温服一升，差即止。

夫饮食入胃，胃中有热则虫动，虫动则胃缓，胃缓则廉泉开，故吐涎；蛔上入膈，故心痛；蛔闻食臭出，得食则安，故发作有时也。毒药不止者，蛔恶之不食也。蛔喜甘，故用甘草、蜜之甘，随所欲而攻之；胡粉甘寒，主杀三虫，蛔得甘则头向上而喜食，食之即死，此反佐以取之也。

蛔厥者，当吐蛔，令病者静而复时烦，此为脏寒，蛔上入膈，故烦。须臾复止。得食而呕，又烦者，蛔闻食臭出，其人当自吐蛔。

蛔厥者，病蛔而手足厥冷也。蛔厥者当吐蛔，病者静而复时烦，此因肝脏寒而蛔上入膈，故烦。盖言蛔生于肝，因脏寒而上入于膈也。须臾复止，得食而呕，又烦者，此蛔闻食臭而出于胃，故其人常自吐蛔。盖言蛔因风而生于肝，脏寒则上入膈，闻食臭则出于胃也。

蛔厥者，乌梅丸主之。

乌梅丸方

乌梅三百个　细辛六两　干姜十两　黄连一斤　当

归四两　附子六两，炮　川椒四两，去汗　桂枝六两　人参　黄柏各六两

上十味，异捣筛，合治之；以苦酒渍乌梅一宿，去核，蒸之五升米下，饭熟捣成泥，和药令相得，内臼中，与蜜杵二千下，丸如梧子大。先食饮服十丸，日三服。稍加至二十丸。禁生、冷、滑、臭等食。

乌梅味酸入肝，梅得先春之气，主助生阳而杀阴类；细辛发少阳之初阳，以助厥阴之化；当归启少阴之血液，以资肝脏所藏之荣；黄连配蜀椒，助心火以杀蛔，益子气也；附子配黄柏，资肾气以回厥，助母气也；干姜佐人参，补中焦而止呕；桂枝制风木，疏肝郁，阴阳和而厥逆回，风邪散而气血足，治蛔厥之法备已。蛔之化生，有若蜓蚰，生长极速。

妇人妊娠病脉证并治第二十

证三条　方九首

师曰：妇人得平脉，阴脉小弱，其人渴，不能食，无寒热，名妊娠，桂枝汤主之。方见利中。于法六十日当有此证，设有医治逆者，却一月，加吐下者，则绝之。

妇人平脉者，言其无病脉也；阴脉小弱，其荣气不足耳。凡感邪而荣气不足者，则必恶寒发热，不妨于食。今无寒热，妨于食，是知妊娠矣。妊娠者，血聚气搏，经水不行，至六十日始凝成胚①。斯时也，气血化于下，荣气不足，卫不独行，壅实中焦而不能食；津液少布，其人渴。用桂枝汤益荣和卫。设有医以他治，则更一月当化胎②。若加吐下，复损其荣，土亦失去养育，条芩、白术可也，芎、归可也，参、芪可也。但要益荣生津，

---

① 胚：《二注》作"胎"。
② 胎：《二注》无此字。

和中下二焦而已。

妇人宿有癥病，经断未及三月，而得漏下不止，胎动在脐上者，为癥痼害。

宿有癥痼内结，及至血聚成胎而癥病发动，气淫于冲任，由是养胚①之血不得停留，遂漏不止；癥痼下迫其胎，动于脐上，故曰癥痼害也。凡成胎妊者，一月血始聚，二月始胚，三月始胎，胎成始能动，今六月动者，前三月经水利时，胎；下血者，未成也。后断三月，始胚以成，胎方能动，若血下不止，为癥未去故也。必当去其癥。《内经》曰：有故无殒，亦无殒也。癥去则胎安也。桂枝、桃仁、丹皮、芍药能去恶血，茯苓亦利腰脐间血，虽是破血，然有散、有缓、有收、有渗。结者散以桂枝之辛；肝藏血，血蓄者肝急，缓以桃仁、丹皮之甘；阴气之发动者，收以芍药之酸；恶血既破，佐以茯苓之淡渗利而行之。

妊娠六月动者，前三月经水利时，胎也；下血者，后断三月，衃也。所以血不止者，其癥不去故也，当下其癥，桂枝茯苓丸主之。

桂枝茯苓丸方

桂枝　茯苓　牡丹去心　桃仁去皮尖，熬　芍药各等分

上五味，末之，炼蜜和丸，如兔屎大。每日食前服一丸。不知，加至三丸。

此复申明胎成三月而后动也。上章以经断三月而漏下不止，然胎已成，故虽漏下而胎动于上也。此章以六月动者，以前三月经水利时而成胎，胎虽成而血时下，至后三月始断而和怀，是以妊娠六月而胎始动，盖前三月因下血而胎失养，前三月与后三月之血下不止者，以其癥不去故也，当下其癥，此丸主之。

妇人怀娠六七月，脉弦发热，其胎愈胀，腹痛恶寒者，少腹如扇。所以然者，子脏开故也，当以附子汤温其脏方未见。

妊至六七月，筋骨坚强之时，若其脉弦，弦为虚、为寒；内格其阳于外而发热，阴寒内逆而作胀；腹痛恶寒者，其内无阳，故子脏开，少腹如扇也。用附子汤复返其阳，以温其脏。

师曰：妇人有漏下者，有半产后因续下血都不绝者，有妊娠下血者，假令妊娠腹中痛，为胞阻，胶艾汤主之。

芎归胶艾汤方 一方加干姜一两。胡洽治妇人胞动无干姜。

芎藭　阿胶　甘草各二两　艾叶　当归各三两　芍药四两　干地黄六两

上七味，以水五升，清酒三升，合煮，取三升，去滓，内胶令消尽，温服一升，日三服。不差更作。

经水与结胎，皆冲任也。冲任乃肾用事者也。肾属坎，坎者时与离会，则血满经水行，犹月之禀日光为盈亏也。精有所施，心神内应，血即是从，故丁壬合而坎离交，二气凝结，变化虾胎[1]矣。然持守其阴阳交合，长养成胎者，皆坤土资之也。阴阳抱负则坤土堤防，故不漏。若宿有瘀浊客于冲任，则阴自结而不得与阳交合，故有半产漏下不绝也。若妊娠胞阻者，为阳精内成胎，阴血外养胞，胞以养其胎，今阴血自结，与胎阻隔，不与阳和，独阴在内，作腹中痛、下血，皆是阴阳失于抱负，坤土失其堤防，用此方皆治之。芎、归辛温，宣通其阳血；芍药味酸寒，宣通其阴血；阿胶之甘温，而牛皮乃土畜之属金者[2]。《内经》曰：肺外合皮毛。皮毛生于肾水。东垣谓其入于手太阴、足少阴、厥阴。尝思坤土在身气化成形，金石草木之药，终不如血肉之质与其同类者以养之。此方用阿胶安胎补血，塞其漏泄宜矣；甘草和阴阳，通血脉，缓中解急；艾叶其气内入，开利阴血之结而通于阳；地黄犹是补肾血之君药也。调经止崩，安胎养血，妙理无出此方。然加减又必从宜。若脉迟缓，阴胜于阳，则加干姜、官桂；若数大，则宜加黄芩。

妇人怀妊，腹中疞痛，当归芍药散主之。

---

① 虾胎：疑当作"胚胎"。

② 而牛皮乃土畜之属金者：《二注》无此十字。

当归芍药散方

当归三两　芍药一斤　茯苓四两　白术四两　泽泻半斤　芎䓖半斤　一作三两

上六味，杵为散，取方寸匕，酒和，日三服。

此与胞阻痛者不同，因脾土为木邪所克，谷气不举，浊淫下流，以塞搏阴血而痛也。用芍药多他药数倍以泻肝木，利阴塞，以与芎、归补血止痛；又佐茯苓渗湿以降于小便也；白术益脾燥湿；茯、泽行其所积，从小便出。盖内外六淫皆能伤胎成痛，不但湿而已也。

妊娠呕吐不止，干姜人参半夏丸主之。

干姜人参半夏丸方

干姜　人参各一两　半夏二两

上三味，末之，以生姜汁糊为丸，如梧子大。饮服十丸，日三服。

此即后世所谓恶阻病也。先因脾胃虚弱，津液留滞，蓄为痰饮；至妊二月之后，胚化为胎，浊气上冲，中焦不胜其逆，痰饮遂涌，呕吐出不[①]已，中寒乃起。故用干姜止寒，人参补虚，半夏、生姜治痰散逆也。

妊娠小便难，饮食如故，当归贝母苦参丸主之。

---

① 出不：《二注》作"而"。

216

当归贝母苦参丸方 男子加滑石半两。

当归　贝母　苦参各四两

上三味，末之，炼蜜丸如小豆大。饮服三丸，加至十丸。

小便难者，膀胱热郁，气结成燥，病在下焦，不在中焦，所以饮食如故。用当归和血润燥；《本草》贝母治热淋。以仲景陷胸汤观之，乃治肺金燥郁之剂，肺是肾水之母，水之燥郁，由母气不化也。贝母非治热，郁解则热散，非淡渗而能利水也，其结通则水行。苦参长于治热利窍逐水，佐贝母入行膀胱，以除热结也。

妊娠有水气，身重，小便不利，洒淅恶寒，起即头眩，葵子茯苓散主之。

葵子茯苓散方

葵子一斤　茯苓三两

上二味，杵为散。饮服方寸匕，日三服，小便利则愈。

妇人妊娠，宜常服当归散主之。

当归散方

当归　黄芩　芍药　芎䓖各一斤　白术半斤

上五味，杵为散。酒饮服方寸匕，日再服。妊娠常服，即易产，胎无苦疾。产后百病悉主之。

《内经》：阴搏阳别，谓之有子。尺脉搏击者，由子宫之气血相搏而形于脉也。精留血裹，阴阳纽合也。动搏则变化，而变化生于动；若静而不动，则不生不化。是以妊娠之血不可以静，静则凝，凝则泣，泣则亏少而虚，皆不得与化胎之火相合。要其胎孕生化，必脉动搏。故调之者，先和阴阳，利其气血，常服养胎之药，非惟安胎易产，且免产后诸病。芎、归、芍药之安胎补血，如上条之所云。白术之用有三：一者益胃，致胃气以养胎；二者胎系于肾，肾恶湿，能燥湿而生津；三者可①致中焦所之新血，去腰脐间之陈瘀；至若胎外之血，因寒湿滞者，皆解之。黄芩减壮火而反于少火，则可以生气于脾土。湿热未伤及，开血之瘀闭，故为常服之剂。然当以脉之迟数虚实加减之，有病可服，否则不必也。药者但宜攻邪扶正，不比米谷。性味偏而不正，不可久服。《内经》曰：味之所入，各归所喜。攻②气增而久，夭之由也。

妊娠养胎，白术散主之。

白术散方 见《外台》。

白术　芎䓖　蜀椒三分，去汗　牡蛎四分③

上四味，杵为散，酒服一钱匕，日三服、夜一

---

① 可：《二注》作"皆"，康本作"能"。

② 攻：疑系"故"之误字。

③ 四分：《金匮》作"二分"。

服。但苦痛，加芍药；心下毒痛，倍加芎䓖；心烦吐痛，不能饮食，加细辛一两，半夏大者二十枚。服之后，更以醋浆水服之。若呕，以醋浆水服之；复不解者，小麦汁服之。已后渴者，大麦粥服之。病虽愈，服之勿置。

四味《本草》皆谓能去恶血，而此养胎，何也？盖血聚而后成胎，少遇邪则所聚之血将宿而不运，反类瘀恶。必生新开陈，然后胎可养也。养胎不惟在血，而胎系于肾，养之又在于胃，所以补其肾，调其胃；补肾固其精也，调胃和其中也。用术调胃；蜀椒开痹，痹开则阳精至；牡蛎治崩，崩止则阴精固；川芎下入血海，运动胎血[①]，破旧生新。或阴血不利，肝木为害，在内抑屈而痛者，泻以芍药之酸通其阴；设冲遇而痛者，则散以芎䓖之辛温，宣通其阳。或挟瘀恶之气，上逆于胃而胃吐，烦不能食者，用细辛温中去痰下气，半夏治心下急痛，和胃进食，止呕逆。若呕而不止者，由肝木不务德，舍己而妄动，用小麦饮养其本气以安之，又且平胃下气止烦，一举两得。大麦主消渴，益气调中，故中气不足而渴者用之。

妇人伤胎，怀身，腹满，不得小便，从腰以下重，如有水气状。怀身七月，太阴当养不养，此心

---

① 血：《二注》作"气"。

气实，当刺，泻劳宫及关元，小便微利则愈。见《玉函》。

《内经》：诸腹胀大，皆属于热；诸湿肿满，皆属于脾。三焦病者，腹满不得小便，溢则为水。心，上焦也，而不下行于肾；肾，下焦也，不得上和于心；脾，中焦也，心之热独炎于上，肾不得和，则太阴上下不交，谷气无所输，不得养其胎而成闭塞，上关不通，则湿热并而为腹满，下关不利，则腰以下如水状。刺劳宫，心气行矣；刺关元，肾气化矣。手足少阴交，则小便利矣；便利则中焦之满、下焦之重皆愈矣。

妇人产后病脉证治第二十一

论一首　脉证六条　方八首

问曰：新产妇人有三病：一者病痓，二者病郁冒，三者大便难，何谓也？师曰：新产血虚，多汗出，喜中风，故令病痓；亡血复汗，寒多，故令郁冒；亡津液，胃燥，故大便难。

产妇郁冒，其脉微弱，呕不能食，大便反坚，但头汗出。所以然者，血虚而厥，厥而必冒；冒家欲解，必大汗出。以血虚下厥，孤阳上出，故头汗出。所以产妇喜汗出者，亡阴血虚，阳气独盛，故当汗出，阴阳乃复。大便坚，呕不能食，小柴胡汤主之。方见呕吐中。

病解能食，七八日更发热者，此为胃实，大承气汤主之。见痓病中。

产后腹中疒痛，当归生姜羊肉汤主之；并治腹中寒疝，虚劳不足。

当归生姜羊肉汤方 见寒疝中。

产后腹痛，烦满不得卧，枳实芍药散主之。

枳实芍药散方

枳实烧令黑，勿太过　芍药等分

上二味，杵为散，服方寸匕，日三服，并主痈脓，以麦粥下之。

仲景凡治腹痛，多用芍药，何也？以其能治气血积聚，宣行腑脏，通则痛止也。阴气之散乱成痛，用此收之也。以其能治血痹之痛也，以其能缓中而止急痛也。《本草》谓主邪气腹痛，故多用之。盖五气之邪，莫如厥阴肝木之性急暴，一有不平，则曲直作痛；又，肝为藏血之海，瘀积则海不清，而肝木之气塞矣。东方震，木出于纯阴，则能振起发生，若出于散乱之阴，则肝木之气狂矣。木强直，更值邪气，则肝木与之搏击矣。由此三者而言，芍药所治，皆肝木也。虽曰治之而亦补之，木之味酸，芍药亦酸，故云补也。枳实炒黑，入血破瘀；麦粥补血脉也。

师曰：产妇腹痛，法当以枳实芍药散，假令不愈者，此为腹中有干血著脐下，宜下瘀血汤主之。亦主经水不利。

下瘀血汤方

大黄三两　桃仁二十枚　䗪虫二十枚，熬，去足

222

上三味，末之，炼蜜和为四丸，以酒一升，煎一丸，取八合，顿服之，瘀血下如豚肝。

血之干燥凝著者，非润燥荡涤不能去也。芍药枳实不能治，须用大黄荡逐之，桃仁润燥缓中破结，䗪虫下血，用蜜补不足，止痛和药，缓大黄之急，尤为润也。与抵当同类，但少缓尔。

产后七八日，无太阳证，少腹坚痛，此恶露不尽；不大便，烦躁发热，切脉微实，再倍发热，日晡时烦躁者，不食，食则谵语，至夜即愈，宜大承气汤主之。热在里，结在膀胱也见痉病中。

太阳为表，膀胱为里。七八日，表证入里，故曰无太阳证。恶露已为病气所郁，不能尽去，邪因入里，与恶露相搏，结在膀胱，而小腹坚痛；下焦热极，故不大便，烦躁发热，更切其脉微实，再倍发热，日晡时烦躁。此邪又攻于胃，胃热则不食，食入则谷气之热更助，两热相并，故谵语，至夜愈。此产后血虚，邪易入血室，入血室则夜如见鬼状，言此以明其不在血室，而在膀胱与胃，故用大承气汤。

产后风，续之数十日不解，头微痛，恶寒，时时有热，心下闷，干呕，汗出，虽久，阳旦证续在耳，可与阳旦汤即桂枝汤，方见下利中。

伤寒病，太阳证，头痛发热，汗出恶风者，桂枝汤主之。又，太阳病，八九日不解者，表证仍在，当发其汗。此治伤寒法。凡产后感于风寒诸证，皆不越其规矩，举此条与上文承气，为表里之例耳。东垣治劳役饮食所伤挟外感者，亦名两感，必顾胃气。《大全良方》谓：新产去血，津液枯竭，如有时气之类，当发其汗，决不可用麻黄。取汗无取过多。《活人书》：妇人诸病，皆用四物，与所见证，如阳旦之类，各随所感而消息之。

产后中风，发热，面正赤，喘而头痛，竹叶汤主之。

竹叶汤方

竹叶一把　葛根三两　防风一两　桔梗　桂枝　人参　甘草各一两　附子一枚, 炮　大枣十五枚　生姜五两

上十味，以水一斗，煮取二升半，分温三服，温覆使汗出。颈项强，用大附子一枚，破之如豆大，煎药扬去沫。呕者，加半夏半升，洗。

此证太阳上行至头表，阳明脉过膈上循于面，二经合病，故如是。竹叶汤亦桂枝汤变化者。仲景凡治二经合病，多加葛根，为阳明解肌药也；防风佐桂，主二经之风；竹叶主气上喘；桔梗佐竹叶利之；人参亦治喘；甘草和中；生姜、大枣行谷气，发荣卫，谷气行，荣卫和，则上下交济而汗出解矣。附子恐是后所加，治头项强耳。颈项强，邪在太阳，有禁固其筋脉，不得屈伸，故用附子温经散寒湿，以佐葛根。若邪在胸中而呕，加

224

半夏治之。

妇人乳中虚，烦乱，呕逆，安中益气，竹皮大丸主之。

竹皮大丸方

生竹茹二分　石膏二分　桂枝一分　甘草七分　白薇一分

上五味，末之，枣肉和丸如弹子大。以饮服一丸，日三、夜二服。有热者，倍白薇；烦喘者，加柏实一分。

妇人以阴血上为乳汁，必藉谷气精微以成之。然乳房居胃上，阳明经脉之所过，乳汁去多，则阴血乏而胃中益虚；阴乏则火挠而神昏乱，胃虚则呕逆。用甘草泻心火，安中益气；石膏、白薇治热疗烦乱；竹皮主呕逆；桂枝利荣气，通血脉，又宣导诸药，使无捍格之患；柏实，《本草》主恍惚虚烦，安五脏，益气。烦喘者，为心中虚火动肺，故以柏实两安之。

产后下利虚极，白头翁加甘草阿胶汤主之。

白头翁加甘草阿胶汤方

白头翁　甘草　阿胶各二两　秦皮　黄连　柏皮各三两

上六味，以水七升，煮取二升半，内胶令消尽，分温三服。

《伤寒》厥阴证热利下重者，白头翁汤，四味尽苦寒，寒以治热，苦以坚肠胃。此产后气血两虚，因加阿胶补气血而止利；甘草缓中通血脉。然下利，血滞也。夫人之血行则利自止，甘草尤为要药，此方岂独治产后哉。

附方

《千金》三物黄芩汤　治妇人在草蓐，自发露得风，四肢苦烦热，头痛者，与小柴胡汤；头不痛但烦者，此汤主之。

黄芩一两　苦参二两　干地黄四两

上三味，以水六升，煮取二升，温服一升，多吐下虫。

《千金》内补当归建中汤　治妇人产后虚赢不足，腹中刺痛不止，吸吸少气，或苦少腹中急，摩痛引腰背，不能食饮。产后一月，日得服四五剂为善，令人强壮宜。

当归四两　桂枝三两　芍药六两　生姜三两　甘草二两　大枣十二枚

上六味，以水一斗，煮取三升，分温三服，一日令尽。若大虚，加饴糖六两，汤成内之，于火上暖令饴消。若去血过多，崩伤内衄不止，加地黄六两，阿胶二两，合八味，汤成内阿胶；若无当归，以芎䓖代之。若无生姜，以干姜代之。

226

妇人杂病脉证并治第二十二

论一首　脉证合十四条　方十四首

　　妇人中风，七八日，续来寒热，发作有时，经水适断，此为热入血室。其血必结，故使如疟状；发作有时，小柴胡汤主之。方见呕吐中。

　　此下四条，皆出《伤寒论》中。成注：七八日，邪气入里之时，本无寒热，而续得寒热，经水适断者，为表邪乘虚入于血室，相搏而血结不行，经水所以断也。血气与邪分等，致寒热如疟而发作有时，与小柴胡汤，以解传经之邪。

　　妇人伤寒发热，经水适来，昼日明了，暮则谵语，如见鬼状者，此为热入血室。治之无犯胃气及上二焦，必自愈。

　　成注：伤寒发热者，寒已成热也，经水适来，则血室空虚，热乘虚入血室。若邪入胃，邪客于腑而争也；暮则谵语，如见鬼状，是邪不入腑，入于血室，与阴争也。阳盛谵语则宜下；此热入血室，不可与下药犯其胃

227

气。热入血室，血结寒热者，与小柴胡汤，散邪发汗；热入血室，胸膈满如结胸状者，可刺期门穴；此虽入而无满结，故不可刺。必自愈者，以经行则热随血去，血下已，则邪热悉除而愈矣。发汗为犯上焦者，发汗则动卫气，卫气出上焦也；刺期门为犯中焦者，刺期门则动荣气，荣气出中焦也。

妇人中风，发热恶寒，经水适来，得之七八日，热除，脉迟，身凉和，胸胁满，如结胸状，谵语者，此为热入血室也。当刺期门，随其实而取之。

中风，发热恶寒，表病也。若经水不来，表邪传里，则入腑而不入血室也；经水适来，血室空虚，至七八日邪传里之时，更不入腑，乘虚而入于血室。热除脉迟身凉者，邪气内陷而表证罢也；胸胁下满如结胸状，谵语者，热入血室而里实；期门者，肝之募，肝主血，刺期门者，泻血室之热。审何经气实，更随其实而泻之。

阳明病，下血谵语者，此为热入血室，但头汗出，当刺期门，随其实而泻之。濈然汗出者愈。

阳明病热入血室，迫血下行，使下血谵语。阳明法当①汗，以夺血者无汗，故但头汗出也。刺期门以散血室之热，随其实而泻之，以除阳明之邪热，散邪除热，荣卫得通，津液得复，濈然汗出而解。《明理论》：卫是

---

① 当：《注解伤寒论》作"多"。

血室，妇人则随经而入，男子由阳明而传也。

妇人咽中如有炙脔，半夏厚朴汤主之。

半夏厚朴汤方《千金》作胸满，心下坚，咽中帖帖如有炙肉，吐之不出，吞之不下。

半夏一升　厚朴三两　茯苓四两　生姜五两　干苏叶二两

上五味，以水七升，煮取四升，分温四服。日三服、夜一服。

上焦，阳也。卫气所治，贵通利而恶闭郁，郁则津液不行而积为涎；胆以咽为使，胆主决断，气属相火，遇七情至而不决，则火亦郁而不发，不发则焰不达，不达则气如烟，与痰涎结聚胸中，故若炙脔。《千金》之证虽异，然亦以此而致也。用半夏等药散郁化痰而已。

妇人脏躁，喜悲伤，欲哭，象如神灵所作，数欠伸，甘麦大枣汤主之。

甘草小麦大枣汤方

甘草三两　小麦一升　大枣十枚

上三味，以水六升，煮取三升，温分三服。亦补脾气。

《内经》以肺之声为哭；又曰：并于肺则悲。《灵枢》曰：悲哀动中则伤魂。此证因肝虚肺并，伤其魂而然也。盖肝，阳脏也；肺，阴脏也。阳舒而阴惨，肝木

229

发生之气不胜肃杀之邪并之，屈而不伸，生化之火被抑，扰乱于下，故发为脏躁，变为悲哭，所藏之魂，不得并神出入，遂致妄乱，象如神灵，木气被抑而不前，筋骨拘束而不舒，故数作欠伸。然治相并之邪，必安之、和之，用小麦养肝气止燥；甘草、大枣之甘，以缓肝气之苦急，燥止急缓，则脏安而悲哭愈。然又曰亦补脾气者，乃肝病先实脾，不惟畏其传，且脾实而肺得母气以安，庶不离位过中而复下并矣。

妇人吐涎沫，医反下之，心下即痞，当先治其吐涎沫，小青龙汤主之。涎沫止，乃治痞，泻心汤主之。

小青龙汤方 见肺痈中。

泻心汤方 见惊悸中。

《伤寒论》表不解，心下有水气者，用小青龙汤解表散水也。又曰：表未解，医反下之，阳邪内陷，实则结胸，虚则心下痞。由此观之，吐涎沫者，盖由水气之为病，因反下之为痞；吐涎沫仍在，故先以小青龙治涎沫，然后以泻心汤除心下之热痞也。

妇人之病，因虚、积冷、结气，为诸经水断绝，至有历年，血寒积结，胞门寒伤，经络凝坚。在上呕吐涎唾，久成肺痈，形体损分；在中盘结，绕脐寒疝；或两胁疼痛，与脏相连；或结热中，痛

230

在关元，脉数无疮，肌若鱼鳞，时著男子，非止妇身；在下未多，经候不匀，令阴掣痛，少腹恶寒，或引腰脊，下根气街，气冲急痛，膝胫疼烦；奄忽眩冒，状如厥癫，或有忧惨，悲伤多嗔；此皆带下，非有鬼神。久则羸瘦，脉虚多寒；三十六病，千变万端，审脉阴阳，虚实紧弦；行其针药，治危得安，其虽同病，脉各异源；子当辨记，勿谓不然。

　　阴阳之运动，有上下，有中外，有归宿，有倡顺，得其道则变化万象，各司其用。若乖其宜，则随所适而为病。然二者之要，则以阳为主，由阳主动，用以施化者也；而阴者惟虚其体，以受之生育而已。若夫邪气在阴，则凝结坚实，实则阳不得入而施化，致生诸病也，其病不可穷已。仲景叙是数证，冷积下焦，以见变易无穷也。所谓经水断绝，胞门寒伤，令阴掣痛，少腹恶寒，或引腰脊，下根气街，气冲急痛，膝胫疼烦，皆由阴结下焦，阳不得入，随所著冲任之脉而为病也；呕吐涎沫，久成肺痈者，必阴结在少阴经，其经上连于肺，水因溢上为涎沫，久迫上焦之阳，蓄以成肺痈也；绕脐寒疝，或两胁疼痛，与脏相连者，脐在人身正中面，四脏应之，其四脏则应于上下左右，盖是生气所出之原，五脏皆于此受之。今为冷邪凝结，生发之气绝少，正邪相击，而作寒疝；脐间冷结，连及两胁少阳发生之分，并为疼痛，故曰与脏相连也；或结热中，病在关元者，乃小肠火之募也，足三阴任脉之所会，足三阴任脉尽为积冷，于小

231

肠火气不折，为郁热在中，冷热相搏，故痛在关元；脉数无疮，肌若鱼鳞者，阴不化血，无以输化生肌，滋润于外，徒是孤阳行脉，燥消皮毛耳；奄然眩冒，状如厥癫者，冲任督阴跷之脉冲突而逆，阳乱于上，所以如尸厥癫痫；或忧惨悲伤，倘多嗔者，此在下肾肝脏阴结，而阳不得入，精泄不固，下泄为带，魂不舒、志不宁故耳，非鬼神使之也。阴由冷积，荣血内结，不与卫和，内外成病，求之于阴阳交变之道，不可一言而尽。仲景叙其证，复叙为三十六病，千变万端，同脉异证，恐后人胶柱鼓瑟，而不求于阴阳变易之道也。

问曰：妇人年五十所，病下利数十日不止，暮即发热，少腹里急，腹满，手掌烦热，唇口干燥，何也？师曰：此病属带下。何以故？曾经半产，瘀血在少腹不去。何以知之？其证唇口干燥，故知之。当以温经汤主之。

温经汤方

吴茱萸三两　　当归　芎䓖各二两　　芍药　　人参桂枝　阿胶　牡丹皮去心　生姜　甘草各二两　半夏半升　麦门冬一升，去心

上十二味，以水一斗，煮取三升，分温三服。亦主妇人少腹寒，久不受胎；兼取崩中去血，或月水来过多，及至期不来。

下利不止，答属带下，何也？妇人二七天癸至，任

脉通，太冲脉盛，月事以时下；七七太冲脉衰，天癸竭，地道不通，经水遂止。今年五十，经绝，胞门闭塞，冲任脉不复输泄之时，所积瘀血，自胞门化为带下；无所从出，大便属阴，故就大便而下利矣。考《大全良方》集是方：出《千金》，治女人曾经小产，或带下，三十六病。以或字分为二。《金匮》以带下属半产瘀血，岂带下三十六病，无湿热之实邪，而尽属于瘀血虚寒哉？盖为带脉居身形之半，凡十二经络，并奇经八脉，各挟寒热之邪，过而伤之，动其冲任，则气血为之不化，心肾为之不交，变成赤白漏下。治之必察始感何邪？何经受害？为虚为发何状？脉见何象？令在寒暑？随宜以起？以权变治之可也。岂概云三十六病尽切是方乎？终不若仲景之有原委，而可为后世法也。盖小产是胞脉已虚，不能生新推陈，致血瘀积在下；而生发之气起于下焦，固脏之政，亦司下焦，下焦瘀积在下而既结于阴，则上焦之阳不入矣，遂成少腹里急，腹满；四脏失政，则五液时下；其阳至暮当行于阴，而不得入，独浮于上，为发热，为掌上热，为唇口干燥，故必开痹破阴结，引阳行下，皆吴茱萸主之，益新推陈；又，芎、归为臣，丹皮佐之。然推陈药固多，独用丹皮者，易老谓其能治神志不足；血积胞中，心肾不交，非直达其处者，不能通其神志之气。用半夏以解寒热之结；阿胶、人参补气血之不足；麦冬助丹皮引心气入阴，又治客热唇口干燥；桂枝、生姜发达生化之气；甘草益元气，和诸药。妇人小腹寒不受胎者，崩中去血，皆因虚寒结阴而阳不得入耳，尽可治之。设有脉沉数而阳乘阴者，亦为带下不成孕，崩中去血等证，又乌可用是治之？必须脉辨也。

带下，经水不利，少腹满痛，经一月再见者，土瓜根散主之。

土瓜根散方 阴癫肿亦主之。

土瓜根　芍药　桂枝　䗪虫各三分

上四味，杵为散，酒服方寸匕，日三服。

此亦因瘀血而病者。经水即不利，一月再见之不同，皆冲任瘀血之病。土瓜根者，能通月水，消瘀血，生津液，津生则化血也；芍药主邪气腹痛，除血痹，开阴塞；桂枝通血脉，引阳气；䗪虫破血积，以酒行之。非独血积冲任者有是证，肝藏血，主化生之气，与冲任同病，而脉循阴器，任督脉亦结阴下，故皆用是汤治之。癫肿非惟男子之睾丸，妇人之阴户亦有之，多在产时瘀血，流入作痛，下坠出户也。

寸口脉弦而大，弦则为减，大则为芤，减则为寒，芤则为虚，寒虚相搏，此名曰革。妇人则半产漏下，旋覆花汤主之。方见十一卷。

旋覆花汤方

旋覆花三两　葱十四茎　新绛少许

上三味，以水三升，煮取一升，顿服之。

本文之注见前。方药,《本草》谓旋覆花主结气,胁下满,通血脉,去脏家热;葱管亦主寒热,安胎,除肝邪,且更能主血;新绛疑是绯帛也,凡系帛皆理血,血色红,用绛尤切于活血。肝为藏血,主生化,故冲任之脉成月事及胞胎者,皆统属之。三味入肝理血,除邪散结,岂非以气阳也、血阴也、气少则无阳,无阳则寒;血虚则无阴,无阴则热、两虚相搏,以害其肝之生化欤?所以用是汤先解其结聚之邪也,而温补其虚寒者,必另有法矣。

妇人陷经,漏下黑不解,胶姜汤主之。巨亿等校诸本无胶姜汤方,想是妊娠中胶艾汤。方缺。

气倡而血从,则百脉流动以候其天癸,苟有邪以阻之,则血不从其气而自陷于血海;血海者,肾主之。肾,寒水也,色黑,是以漏下黑矣。犹《内经》所云结阴下血也。方虽不全见,胶、艾二物亦足治之。艾火,皮肤灸之尚能内入,况服之而不自阳引入于阴乎?姜以散其阴,开通腠理,致津液,行气也。

妇人少腹满,如敦状,小便微难而不渴,生[①]后者,此为水与血,俱结在血室也。大黄甘遂汤主之。

---

① 生:恐是"经"字。

大黄甘遂汤方

大黄四两　甘遂二两　阿胶二两

上三味，以水三升，煮取一升，顿服之，其血当下。

《内经》谓：水入经，其血乃成。则血由水化。今乃言血与水并，何哉？尝思水有清浊，清则入经化血，浊则为溺为唾，苟因气之浊乱者入之，则不能化血，而为血害；其清者，初虽为水而色白，至于坎离之变，从火化而变赤，如月之禀日光为盈亏，与阳随动，流转上下，行诸经脉，与水性异矣。水性惟能润下，苟下流不通，必注于泽，所以水失其道，入于肌表者，作身肿；止于筋骨者，作肢节肿；此入于血室，故作少腹如敦状。然血室虽与膀胱异道，膀胱是行水腑府，水蓄血室，气有相感也，故膀胱之气亦不化，而小便微难矣。若小便自如而少腹如敦者，则不谓之水并，当是他邪血积可知矣。用甘遂取其直达水停之处，大黄荡瘀血，阿胶引为血室向导，且补其不足也。

妇人经水不利下，抵当汤主之。

抵当汤方 亦治男子膀胱满急，有瘀血者。

水蛭三十个，熬　蝱虫三十枚，熬，去翅足　桃仁二十个，去皮尖　大黄三两，酒浸

上四味，为末，以水五升，煮取三升，去滓，温服一升。

236

《伤寒论》：阳明证，其人喜忘者，必有蓄血，大便黑色，抵当汤主之。发热下之不解，六七日不大便者，有瘀血，亦宜是汤。伤寒有热，少腹满，应小便不利，今反利者，为有血也，宜抵当丸。三者有病状而后立方，今止云经水不利下，岂遂血蓄不通而非虚损耶？此必有蓄血情状而出是方也。

妇人经水闭不利，脏坚癖不止，中有干血，下白物，矾石丸主之。

矾石丸方

矾石三分，烧　杏仁一分

上二味，末之，炼蜜和丸枣核大，内脏中，剧者再内之。

子宫血积，不与气和，故新血不至，遂成干血，坚癖外连于户，津液不行，化为白物，是用矾石消坚癖，破干血；杏仁利气开闭，润脏之燥；蜜以佐之；内子户，药气可直达于子宫矣。设干血在冲任之海者，必服药以下之，内之不能去也。

妇人六十二种风，及腹中血气刺痛，红蓝花酒主之。

红蓝花酒方 疑非仲景方。

红蓝花一两

上一味，以酒一大升，煎减半，顿服一半，未

237

止再服。

注疑非仲景方。《伤寒论》一部，以风寒二邪，必复言其传变，然后出方，乃云六十二种风尽以一药治之，宁无寒热、虚实、上下、表里之异？其非仲景法明矣。虽然原其立方之旨，将谓妇人以血为主，一月一泻，然后和平，若风邪与血凝搏，或不输血海以阻其月事，或不流转经络以闭其荣卫，或内触脏腑以违其和，因随取止，遂有不一之病，所以治之惟有破血通经，用红花酒则血开气行而风亦散矣。

妇人腹中诸疾痛，当归芍药散主之。

当归芍药散方 见前妊娠中。

此腹痛者，由中气脾土不能升，阴阳二气乖离，肝木乘克而作痛，故用是汤补中伐木，通行阴阳也。

妇人腹中痛，小建中汤主之。

小建中汤方 见前虚劳中。

问曰：妇人病，饮食如故，烦热不得卧，而反倚息者，何也？师曰：此名转胞，不得溺也。以胞系了戾，故致此病，但利小便则愈，宜肾气丸主之。

肾气丸方

干地黄八两　　薯蓣四两　　山茱萸四两　　泽泻三两

茯苓三两　　牡丹皮三两　　桂枝　附子炮,各一两

238

上八味，末之，炼蜜和丸梧子大，酒下十五丸，加至二十五丸，日再服。

此方在虚劳中，治腰痛，小便不利，小腹拘急。此亦用之何也？盖因肾虚用之，若饮而短气者，亦用此利小便，则可见其转胞之病，为胞居膀胱之室，因下焦气衰，惟内水湿在中，不得气化而出，遂至鼓急，其胞因转动不止①，了戾其溺之宗，水既不出，经气遂逆，上冲于肺，肺所主之荣卫，不得入于阴，蓄积于上，故烦热不得卧而倚息也。用此补肾则气化，气化则水行，水行则逆者降而愈矣。然转胞之病，岂尽由下焦肾虚致耶？或中焦气虚土湿，下干害其胞，与上焦肺气壅塞，不化于下焦，或胎重压其胞，或忍溺入房，皆足成此病，必求所因以治之也。

妇人阴寒，温阴中坐药，蛇床子散主之。

蛇床子散方 温阴中坐药。

蛇床子仁

上一味，末之，以白粉少许，和合相得，如枣大，绵裹内之，自然温白粉即米粉，藉之以和合也。

风寒入阴户，痹而成冷，故用蛇床以起其阴分之阳，阳强则痹开而温矣。

---

① 动不止：《二注》作"筋不正"。

少阴脉滑而数者，阴中即生疮。阴中蚀疮烂者，狼牙汤洗之。

狼牙汤方

狼牙三两

上一味，以水四升，煮取半升，以绵缠筋如茧，浸汤沥阴中，日四遍。

少阴脉滑，阴中血热也，湿热积阴户，生疮，甚则虫出蚀烂。狼牙味苦酸寒，主邪热气，杀虫，后人疮药多用之。

胃气下泄，阴吹而正喧，此谷气之实也，膏发煎导之。

膏发煎方 见黄疸中。

阳明脉属于宗筋，会于气街。若阳明不能升发，谷气上行，变为浊邪，反泄下利，子宫受抑，气不上通，故从阴户作声而吹出。猪脂补下焦，生血润腠理；乱发通关格，腠理开，关格通，则中下焦各得升降而气归故道已。

小儿疳虫蚀齿方 疑非仲景方。

雄黄　葶苈

上二味，末之，取腊月猪脂熔，以槐枝绵裹头四五枚，点药烙之。

出版说明

中医古籍文献是中医药学继承、发展、创新的源泉，然而，中医古籍文献的整理研究工作，特别是对珍本古医籍全面系统的挖掘、整理研究工作一直较为薄弱。所以，《中医药事业发展"十一五"规划》明确提出："系统开展文献整理研究，重点对 500 种中医药古籍文献进行整理与研究。"基于此，我社策划了"100 种珍本古医籍校注集成"项目，重点筛选出学术价值、文献价值、版本价值较高的 100 种亟待抢救的濒危版本，珍稀版本以及中医古籍中未经整理排印的有价值的，或者有过流传但未经整理或现在已难买到的版本，进行点、校、注的工作，进而集成出版。

珍本古医籍整理出版是中医药继承创新的基础，是行业发展的必需。对中医古籍文献的整理出版工作既可以保存珍贵的中医典籍，又可以使前人丰富的知识财富得以充分的研究与利用，广泛流传，服务于现代临床、科研及教学工作。为了给读者呈献最优秀的中医古籍整理作品，我社组织权威的中医文献专家组成专家委员会，选编拟定出版书目；遴选文献整理者对所选古籍进行精心校勘注释；成立编辑委员会对书稿认真编辑加工、校对。希望我们辛勤的工作能够给您带来满意的古籍整理作品。

　　"100种珍本古医籍校注集成"项目得到了国家中医药管理局、中国中医科学院有关领导和全国各地的古籍文献整理者的大力支持，并被列入"十二五"国家重点图书出版规划项目。该项目历时两年，所整理古医籍即将陆续与读者见面。在这套集成付梓之际，我社全体工作人员对给予项目关心、支持和帮助的所有领导、专家、学者表示最真诚的谢意。

中医古籍出版社

2012年3月